Klassische Texte der Wissenschaft

Herausgegeben von
Prof. Dr. Dr. Olaf Breidbach
Prof. Dr. Jürgen Jost

http://www.springer.com/series/11468

Die Reihe bietet zentrale Publikationen der Wissenschaftsentwicklung der Mathematik, Naturwissenschaften und Medizin in sorgfältig editierten, detailliert kommentierten und kompetent interpretierten Neuausgaben. In informativer und leicht lesbarer Form erschließen die von renommierten WissenschaftlerInnen stammenden Kommentare den historischen und wissenschaftlichen Hintergrund der Werke und schaffen so eine verlässliche Grundlage für Seminare an Universitäten und Schulen wie auch zu einer ersten Orientierung für am Thema Interessierte.

Wolfgang U. Eckart

Herausgeber

Jenner

Untersuchungen über die Ursachen und Wirkungen der Kuhpocken

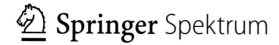 Springer Spektrum

Herausgeber

Wolfgang U. Eckart
Heidelberg, Deutschland

ISBN 978-3-642-41678-1   ISBN 978-3-642-41679-8 (eBook)
DOI 10.1007/978-3-642-41679-8

Die Deutsche Nationalbibliothek verzeichnet diese Publikation in der Deutschen Nationalbibliografie; detaillierte bibliografische Daten sind im Internet über http://dnb.d-nb.de abrufbar.

Springer Spektrum
Historischer Auszug Jenner mit freundlicher Genehmigung der Universitäts- und Landesbibliothek Sachsen-Anhalt, Martin-Luther-Universität Halle Wittenberg
© Springer-Verlag Berlin Heidelberg 2016
Springer-Verlag GmbH Berlin Heidelberg ist Teil der Fachverlagsgruppe Springer Science+Business Media
(www.springer.com)

Inhaltsverzeichnis

Einführung

Von allen viralen Infektionskrankheiten, die die Menschheit global bedrohen, scheint bislang allein die Pockenkrankheit besiegt und weitestgehend – bis auf einige Artenproben in Laboratorien der USA und Russlands – verschwunden zu sein. Im Jahre 1980 hat die Weltgesundheitsorganisation die Pocken für ausgerottet erklärt, nachdem der letzten natürlichen Pockeninfektion in Somalia (1977) keine weiteren Fälle mehr gefolgt waren[1]. Der bis in die achtziger Jahre gesetzlich vorgeschriebene Pockenimpfschutz ist aus diesem Grunde überflüssig geworden. Ähnlich wie für die Syphilis lässt sich auch für die „mörderischen und gemeinen" Pocken (auch Blattern; lat. Variola, engl. smallpox), eine gefährliche Infektionskrankheit, die von Pockenviren verursacht wurde und in Europa seit Menschengedenken heimisch war, eine weltgeschichtliche Bedeutung klar belegen: Spanische Seeleute schleppten sie nämlich 1518/19 von Europa, wo sie durch alle Schichten der Bevölkerung verbreitet war, auf die westindische Insel Hispaniola (Haiti) und damit in die Neue Welt ein. Für die indianische Urbevölkerung der Tainos kam dies einer demographischen Katastrophe gleich, denn sie starb bis zur Mitte des 16. Jahrhunderts fast gänzlich aus. Auch bei Cortez' Angriff auf das Azteken-Reich (1519) und bei Pizarros Invasion in das südamerikanische Inka-Reich (1532) sowie unter nordamerikanischen Indios wüteten tödliche Pocken-Epidemien dramatisch. Den Pocken war schließlich am Ende des 16. Jahrhunderts die Ausrottung fast der gesamten indigenen Bevölkerung geschuldet, auch wenn dies von den Spaniern nicht beabsichtigt war. Genozidale Wirkungen vergleichbarer Art entfaltete diese Krankheit auch auf vielen pazifischen Inseln während der imperialistischen Kolonialexpansion der zweiten Hälfte des 19. Jahrhunderts, so etwa auf der Osterinsel. Dort brach 1867 eine verheerende Pockenepidemie aus, die fast die gesamte Bevölkerung dahinraffte. Hatte die Insel 1850 noch etwa 4500 Einwohner, so lebten 1876 noch 53 Männer, 26 Frauen und 31 Kinder.

 Möglicherweise war der Umstand, dass auch in Europa alle Stände der Bevölkerung bis in die Adelshäuser und zu den Thronen hinauf betroffen waren und den Pocken 1774

---

[1] Vgl. Zur Geschichte der Pockeninfektion das grundlegende Kapitel bei Leven (1997), S. 42–50.

© Springer-Verlag Berlin Heidelberg 2016
W. U. Eckart (Hrsg.), *Jenner*, Klassische Texte der Wissenschaft,
DOI 10.1007/978-3-642-41679-8_1

selbst der französische König Ludwig XV. zum Opfer fiel (29.4.1774), impulsgebend für einen besonders aufmerksamen Umgang mit der Krankheit. Tatsächlich waren bereits seit dem frühen 18. Jahrhundert Nachrichten über offensichtlich erfolgreiche Schutzmaßnahmen gegen die Pocken nach Europa gelangt[2]. Beobachtet hatte man im osmanischen Reich „Aufpfropfungen", Variolationen mit Pockensekret, also künstliche Infektionen mit dem Sekret der Pockenpustel, die beim Geimpften bald eine mild verlaufende Erkrankung hervorriefen und ihn zugleich gegen eine spätere Infektion mit den gefürchteten „wilden" Pocken immunisierten. Aus dem osmanischen Adrianopolis (heute Edirne) berichtete Lady Mary Wortley Montagu (1689–1762), die Frau des dortigen britischen Botschafters, 1717 über solch wundersame Ereignisse nach London. Überzeugt von der Wirksamkeit der Methode, hatte Lady Montagu in der Türkei auch ihre eigenen Kinder „inokulieren" lassen. In ihrem Brief an Miss Sarah Chiswell schrieb sie:

A propos Krankheiten; ich kann Ihnen da von einer Sache berichten, die Sie selbst gern hier miterlebt hätten. Die Pocken, diese üble und bei uns so weit verbreitete Krankheit, ist hier vollkommen harmlos infolge der Erfindung der Einpfropfung, wie es hier genannt wird. Ein paar alte Frauen haben sich auf dieses Verfahren spezialisiert und praktizieren es jeden Herbst im September, sobald sich die große Hitze gelegt hat. Die Leute fragen dann herum, ob in irgendeiner Familie jemand die Pocken bekommen soll. Dann veranstalten sie Zusammenkünfte zu diesem Zweck, und wenn nun die Leute zusammen gekommen sind, meist so etwa fünfzehn bis sechzehn, dann kommt eine dieser alten Frauen mit einer Nussschale voll von schönster Pockenmaterie und fragt, welche Vene man denn gern geöffnet hätte. Mit einer langen Nadel reißt die Alte dann sofort auf, was man ihr anbietet, was aber nicht mehr Schmerzen als ein Kratzer verursacht, und bringt eine Nadelspitze voll von der Pockenmaterie in die Vene. Danach verbindet sie den Kratzer mit gewölbten kleinen Stückchen Schale [Muschel, Eierschale]; und so verfährt sie bei vier oder fünf Venen. Die Griechen hier folgen einem besonderen Aberglauben, indem sie eine Wunde auf der Stirn setzen, eine auf jedem Arm und eine auf der Brust, was der Bekreuzigung entspricht. Aber das Ergebnis ist ziemlich schlecht, denn all diese Wunden hinterlassen kleine Narben; die Nichtabergläubigen folgen dieser Sitte daher auch nicht und lassen sich lieber an den Beinen oder an bedeckten Stellen der Arme behandeln. Die Kinder oder jungen Patienten spielen dann den ganzen Tag über zusammen und erfreuen sich acht Tage bester Gesundheit. Dann erfasst sie Fieber und sie müssen zwei Tage das Bett hüten, sehr selten auch drei. Ganz vereinzelt haben die Gepfropften zwanzig bis dreißig Pocken in ihrem Gesicht. Aber es bleibt nichts davon zurück, und nach weiteren acht Tagen geht es allen so gut wie vor ihrer Krankheit. An ihren Pfropfstellen behalten sie während der Prozedur nässende kleine Geschwüre, was ihnen zweifellos sehr zuträglich ist. Alljährlich unterziehen sich Tausende dieser Prozedur. Der französische Botschafter pflegt zu sagen, sie leiten hier die Pocken ab so wie in anderen Ländern das Wasser. Kein einziger Todesfall ist bislang bekannt geworden und, glauben Sie mir, ich bin vollkommen überzeugt von der Sicherheit dieses Experiments, weswegen ich es bei meinem kleinen Sohn [Edward] ausprobieren will. Als Patriotin werde ich mir die Mühe auferlegen, diese nützliche Erfindung auch in England in Mode zu bringen. Ich würde nicht zögern, unseren Doctores in allen Einzelheiten über diese ganze Geschichte zu berichten. Wenn doch nur einer von diesen Kerlen, an die ich denke, genug Anstand im Leib hätte, danach – zum Nutzen der gesamten Menschheit – auf gewohnte Einkünfte [aus der Behandlung der Pockenkrank-

---

[2] Vgl. etwa Timoni (1714–1716).

heit] zu verzichten. Ich fürchte indes, diese Krankheit füllt ihnen zu sehr die Beutel, so dass der kühne Wicht, der all dem ein Ende setzen könnte, wohl nicht in Erscheinung treten wird. Aber gleichwohl, falls ich es erlebe [in die Heimat] zurückzukehren, will ich es wagen, den Kampf gegen sie aufzunehmen. Nun, bewundern Sie bis dahin das Heldentum im Herzen Ihrer Freundin [...].[3]

In Europa stieß ihr Bericht jedoch zunächst nur auf Kopfschütteln und wachsende Vorurteile in der Ärzteschaft. Schließlich konnte sie allerdings erreichen, dass König Georg III. – wenngleich erst nach entsprechenden Versuchen an Waisen und Verbrechern – seine Enkel durch den holländischen Arzt und Botaniker Jan Ingenhousz (1730–1799) impfen ließ. Ingenhousz war ein Verfechter der von Lady Montagu propagierten Methode und „inokulierte" damit insbesondere Mitglieder des hohen Adels, unter diesen eben die Familie Georgs III. von Großbritannien und die Familie von Kaiserin Maria Theresia. Von diesem Zeitpunkt an verbreitete sich die Impfung in Großbritannien. Sie blieb jedoch weiterhin umstritten und war auch nicht ganz ungefährlich, denn es konnte nach der Variolation nicht nur zu der erwarteten und in aller Regel leicht verlaufenden Spontanreaktion, sondern auch zu fulminanten Krankheitsausbrüchen kommen.

---

[3] Letters (1790), S. 154–157.: „A propos of distempers; I am going to tell you a thing that will make you wish yourself here. The small-pox, so fatal, and so general amongst us, is here entirely harmless, by the invention of engrafting, which is the term they give it. There is a set of old women, who make it their business to perform the operation, every autumn, in the month of September, when the great heat is abated. People send to one another to know if any of their family has a mind to have the small-pox: they make parties for this purpose, and when they are met (commonly fifteen or sixteen together) the old woman comes with a nut-shell full of the matter of the best sort of small-pox, and asks what vein you please to have opened. She immediately rips open that you offer to her, with a large needle, which gives you no more pain than a common scratch, and puts into the vein, as much matter as can lie upon the head of her needle, and after that, binds up the little wound with a hollow bit of shell; and in this manner opens four or five veins. The Grecians have commonly the superstition of opening one in the middle of the forehead, one in each arm, and one on the breast, to mark the sign of the cross; but this has a very ill effect, all these wounds leaving little scars, and is not done by those that are not superstitious, who chuse to have them in the legs, or that part of the arm that is concealed. The children or young patients play together all the rest of the day, and are in perfect health to the eighth. Then the fever begins to seize them, and they keep their beds two days, very seldom three. They have very rarely above twenty or thirty in their faces, which never mark, and in eight days time they are as well as before their illness. Where they are wounded, there remain running sores during the distemper, which I don't doubt is a great relief to it. Every year, thousands undergo this operation, and the French Ambassador says pleasantly, that they take the small-pox here by way of diversion, as they take the waters in other countries. There is no example of any one that has died in it; and you may believe I am well satisfied of the safety of this experiment, since I intend to try it on my dear little son. I am patriot enough to take pains to bring this useful invention into fashion in England, and I should not fail to write to some of our doctors very particularly about it, if I knew any one of them that I thought had virtue enough to destroy such a considerable branch of their revenue, for the good of mankind. But that distemper is too beneficial to them, not to expose to all their resentment, the hardy wight that should undertake to put an end to it. Perhaps if I live to return, I may, however, have courage to war with them. Upon this occasion, admire the heroism in the heart of Your friend, &c. &c." -.

Edward Jenner: Seine Beobachtungen und Experimente

Erst in den letzten Jahren des 18. Jahrhunderts sollte es zur Entwicklung einer weniger gefährlichen Impfmethode durch den englischen Landarzt Edward Jenner (1749–1823) kommen. Korrekterweise muss allerdings festgestellt werden, dass Jenner, auch wenn seine Person fast ikonenhaft dafür steht, durchaus nicht der Erste war, der um die Schutzwirkung der Kuhpocken gegen die Menschenpocken wusste. Als Erfahrungswissen verfügte man in bäuerlichen Kreisen bereits seit langem über diese Erkenntnis, wenngleich man die Phänomene nicht medizinisch-wissenschaftlich hinterfragte. Landwirte führten – im deutschsprachigen Raum seit den 1760er Jahren nachweisbar – Übertragungen von Kuhpocken an Familienmitgliedern durch, um diese mit den vergleichsweise harmlosen Beeinträchtigungen der Gesundheit vor regionalen Ausbrüchen der lebensbedrohlichen Blattern, also der Menschenpocken, zu schützen. Auch war beobachtet worden, dass Inokulationen der echten Pocken nach durchgemachten Kuhpocken nicht angingen. In Holstein hatte sogar ein Schullehrer namens Peter Plett schon Impfungen mit Kuhpocken veranlasst, aber in die Fingerspitzen impfen lassen, was zu Komplikationen führte; und so unterblieben weitere Versuche[4]. Erste Impfversuche vergleichbarer Art soll in England der Bauer Benjamin Jesty bereits 1774 mit Kuhpocken durchgeführt haben, als er angesichts einer bedrohlichen Menschenpockenepidemie[5] seine Familie bei einem benachbarten Bauern unter Zuhilfenahme von Stricknadeln mit Kuhpockenmaterie infizierte. Ärztlicherseits wandte der Wundarzt Nosh in England dieses Erfahrungswissen seit 1781 an, als er begann, seinen Sohn und andere Kinder in Devonshire mit Kuhpocken zu infizieren. Aber Nosh kommunizierte seine Ergebnisse wenig und konnte auch nichts mehr über das von ihm angewandte Verfahren veröffentlichen, denn er verstarb bereits 1786[6].

Jenner hatte beobachtet, dass Landarbeiter, die sich schon irgendwann einmal mit den beim Menschen zu milderen Verläufen führenden Kuhblattern (*Orthopoxvirus vaccinia*) infiziert hatten, von den gefährlichen Menschenpocken (*Orthopoxvirus variola*) verschont blieben. Wenn man also Menschen künstlich mit Kuhblattern infizieren würde, so müsse man dadurch doch auch eine Unempfänglichkeit für die Menschenpocken bewirken können. Jenner wagte das Experiment und impfte 1796 einen achtjährigen Knaben zunächst mit Kuhpocken und wenige Wochen später mit Menschenpocken. Dieses Experiment war ethisch nicht unproblematisch, denn Jenner konnte vom Erfolg seiner Impfmethode, der Vakzination mit Kuhpocken, vor dem Impfversuch keineswegs überzeugt sein. Er setzte also wissentlich seinen jungen Probanden einer lebensbedrohlichen Gefahr aus. Der Versuch verlief allerdings glücklich und der Arzt konnte zwei Jahre später (1798) seine Versuchsergebnisse als *An Inquiry into the Causes and Effects of Variolae Vaccinae*

---

[4] Plett (2006)
[5] Hammarsten et al. (1979)
[6] Blattern und Schutzimpfung (1925)

der Öffentlichkeit zur Kenntnis bringen, wovon ihm übrigens die Royal Society dringend abgeraten hatte.

Wer war dieser Arzt, der es wagte, seine Versuche einer größeren Öffentlichkeit vorzustellen? Bis auf die Tatsache seiner Pockenversuche wissen wir über Edward Jenner, der am 6. (nach dem julianischen Kalender) oder 17. Mai (nach dem gregorianischen Kalender) 1749 in Berkeley, Gloucestershire, geboren worden war und am 26. Januar 1823 am gleichen Ort verstarb, wenig. Jenner war an der Cirencester Grammar School unterrichtet worden, hatte Anatomie und Chirurgie am St. George's Hospital in London studiert und war dann nach Berkeley zurückgekehrt, um dort eine eigene Praxis zu eröffnen. Geprägt war sein Arbeitsleben von den typischen Aufgaben eines englischen Landarztes, und kein Mensch würde sich wohl heute an ihn erinnern, wenn es ihm nicht gelungen wäre, der modernen Schutzimpfung gegen Pocken den Weg zu bahnen[7].

Die deutsche Fassung (1799) der epochalen kleinen Schrift *An Inquiry Into the Causes and Effects of the Variolæ Vaccinæ, Or Cow-Pox* folgt inhaltlich sehr eng ihrem englischen Vorbild. Aus dem Englischen ins Deutsche übersetzt wurde sie von dem hannoverschen Hofmedicus Georg Friedrich Ballhorn (1770–1805) auf Anregung des dortigen Hofchirurgen Christian Friedrich Stromeyer (1761–1824), der nach seiner Ausbildung in England von dort die neue Technik der Impfung mitgebracht hatte. Stromeyer ließ sich zunächst als Hofchirurg in Hannover nieder, wurde dort 1802 Leibchirurg und wenig später 1. Wundarzt des *Militär-Hospitals*. Nach seinem Rückzug aus der Praxis reorganisierte Stromeyer das hannoversche Militärsanitätswesens und trug wesentlich zur Verbreitung der Pockenimpfung in Norddeutschland bei[8]. Ballhorn beklagte den „actenmässigen, weitläuftigen, und dabei oft schwerfälligen Vortrag" Jenners, der ihm als erhebliche „Umständlichkeit" die Übersetzung des Werkes nicht leicht gemacht habe, hob jedoch zugleich die Bedeutung dieses Werkes hervor, das „zuerst einen so wichtigen und ernsthaften Gegenstand behandelt" habe. Die Übersetzung auch eines so umständlich verfassten Texters schien ihm vor diesem Hintergrund „nothwendig zu seyn, um ihm Authenticität bei dem Publikum zu verschaffen", auch wenn man eine „fliessende Uebersetzung" kaum erwarten dürfe. Auf den in England noch herrschenden Streit geht Ballhorn nur knapp ein, nennt jedoch die Jenner offensichtlich bestätigende Schrift des Arztes und Mitglieds der Royal Society, George Pearson (1751–1828) (*An Inquiry, concerning the history of the Cow-Pox, principally with a view to supersede and extinguish the Small-Pox by George Pear-*

---

[7] Vgl. Zur Biographie vor allem den biographischen Eintrag zu Jenner im Royal College of Physicians (http://www.aim25.ac.uk/cats/8/7135.htm). Seine erste biographische Würdigung erschien im Jahre 1838 (Baron 1838); zu einer der jüngsten gehört die Darstellung von Herve Bazin: The Eradication of Smallpox: Edward Jenner and the First and Only Eradication of a Human Infectious Disease, San Diego, 2000.

[8] Georg Friedrich Ballhorn und Christian Friedrich Stromeyer veröffentlichten 1801 sogar eigene Ergebnisse von Impfversuchen in Hannover unter dem Titel: Traité de l'inoculation vaccine avec l'exposé et les résultats des observations faites sur cet objet à Hannovre et dans les environs de cette capitale, Leipzig 1801(Ballhorn und Stromeyer 1801).

son. London 1798). Auch der Londoner Arzt-Kollege Jenners, William Woodville (1752–1805), wird in der Einleitung erwähnt. Der Quäker Woodville hatte seit 1791 an Londoner Impfhospitälern (St. Pancras) die Pockeninokulation mit echten Menschenpocken (Blattern) eingeführt und später Jenners Verfahren – wohl wegen verunreinigter Vakzine nicht immer mit glücklichem Erfolg[9] – übernommen und Schriften zur Verteidigung Jenners publiziert[10]. Von besonderer Werbewirksamkeit dürfte die Schlussbemerkung Ballhorns in seiner Einleitung zur Übersetzung gewesen sein. In ihr hieß es:

> Indessen gewähren die, durch das übereinstimmende Zeugniss so vieler Aerzte ausgemachten, Wirkungen des Kuhpockengiftes schon jetzt eine grosse Ausbeute für die Praxis, da es sich täglich in England bestätigt, dass die Kuhpockenimpfung vor den wirklichen Blattern sichert.

Damit hatte Ballhorn die zentrale These Jenners in ihrer Bedeutung vollkommen richtig eingeschätzt. Sie sollte sich in der Zukunft als absolut zutreffend erweisen und hatte die Ära der modernen Impfprophylaxe eingeleitet. Das Original der im Folgenden faksimilierten Erstpublikation Jenners in deutscher Sprache befindet sich im Besitz der Universitäts- und Landesbibliothek Sachsen-Anhalt.

Der Gang der Darstellung und Argumentation

Edward Jenner beginnt seine Abhandlung mit einem uns und wohl auch der damaligen Leserschaft vertrauten Bild des Menschen, der sich von der Natur entfernt und dadurch krankheitsempfänglicher gemacht habe als eben in seinem Naturzustand. Solchen Natur-Eskapismus hatte Rousseau wenige Jahre zuvor in seinem Roman „Émile ou de l'Éducation" von 1762 als Folie für sein Programm einer natürlichen Erziehung entworfen. Im „Émile" war Rousseaus tief empfundene Antinomie von guter idealisierter Natur und depravierter Kultur umrissen worden[11]. Während bei Rousseau eine solche Antinomie im Grunde nur mit der radikalen Forderung „Zurück zur Natur!" und im Falle Émiles zur natürlichen Erziehung und zur erziehlichen Beobachtung der Natur[12] konterkariert werden konnte, sah Jenner den kulturellen Zustand offensichtlich bereits als unverrückbar gegeben an. „Durch seine Prachtliebe, durch seinen Luxus, durch seinen Hang zu Vergnügungen" sei der Mensch veranlasst worden, sich mit „vielen Thieren gleichsam vertraut"

---

[9] Baxby und Derrick (1981), S. 88–104.

[10] Woodville (1796, 1799, 1800); Paytherus (1800).

[11] Vgl. Bräutigam (2014).

[12] Vgl. hierzu im Émile etwa Bd. I, Kap. 3 (Ende): „Die erste Regel ist, die Natur zu beobachten und dem Wege zu folgen, den sie vorzeichnet. Sie übt stetig und ununterbrochen die Kinder; sie härtet ihren Körper durch die mannigfaltigsten Prüfungen ab; sie macht sie schon früh mit Schmerzen und Beschwerden vertraut. [. . .] Im Kampfe mit diesen Prüfungen gewinnt aber das Kind Kräfte, und versteht es erst einmal das Leben richtig anzuwenden, so wird auch der Lebensgrund fester und gesicherter".

zu machen, die doch eigentlich nicht für seine Gesellschaft bestimmt gewesen seien. Der einstmals so grausame Wolf[13] ruhe nun gezähmt im „Schoosse der Dame", und die Katze, einstmals „der kleine Tiger unserer Insel", sei nun zum beliebten „Hausthier" geworden. Jenners Interesse gilt aber nicht Hund oder Katze, sondern viel mehr dem an der Mauke leidenden Pferd. Von den Hufschmieden seiner Zeit war ihm die Mauke (the Grease) genannte Krankheit wohlbekannt. Sie befiel Pferde und Kühe und rief ähnliche Erscheinungen hervor wie die menschlichen Blattern (Pocken)[14]. Aus den Entzündungsherden der Krankheit floss, so hatte er selbst auch beobachtet, eine „Materie"[15], die nach dem Kontakt mit menschlichen Körpern solche Krankheitsbilder hervorrief, so dass er vermutete, hier den Ursprung auch der menschlichen Blattern gefunden zu haben[16]. Bemerkenswert dabei erschien ihm aber der Umstand, dass Melkburschen und Mägde, die einmal mit den Kuhblattern in Berührung gekommen waren, offenbar von den menschlichen Blattern verschont blieben. Aus dieser Beobachtung entwickelte Jenner nun seine drei erkenntnisleitenden Hypothesen, die er gleich zu Beginn der Veröffentlichung ausbreitete:

> [1] „Dies wäre also der Übergang der Krankheit von den Pferden zu den Eutern der Kühe, und von diesen zum Menschen. [2] Wenn nun gleich mehrere Arten von Krankheits-Stoffen, wenn sie dem Körper zugeführt werden, ziemlich ähnliche Wirkungen hervorbringen, so besteht doch darin die merkwürdigste Eigenthümlichkeit des Kuhpockengifts, dass es den Patienten vor aller Ansteckung mit den wirklichen Pocken völlig sichert. [3] Denn weder die Ausdünstungen des Pockengifts, noch auch seine Einimpfung in die Haut kann bei denen, welche die Kuhpocken überstanden haben, wirkliche Pocken bewirken."[17]

Bemerkenswert sind die nun folgenden 23 Einzelbeobachtungen, anhand derer Jenner zunächst zeigt, dass die mehrfache Ansteckung mit Kuhpocken die Widerstandskraft der Betroffenen gegen diese Krankheit steigert (Fälle 1–12), sodann in zwei günstigen Verläufen und einem ungünstigen Ausgang belegt, dass bereits der Kontakt mit der Pferdekrankheit „Mauke" – ohne weitere Kuhpockenerkrankung – möglicherweise auch vor der menschlichen Pockenerkrankung schützen kann (Fälle 13–15) und schließlich seine Beobachtungen durch eigene Experimente hinsichtlich der Abnahme und Übertragung

---

[13] Hinsichtlich der Domestikation des Wolfs zum Haushund beruft sich Jenner auf Versuche des Chirurgen John Hunter (1728–1793). Hunter hatte selbst Züchtungsversuche mit Wolfshunden unternommen. – Vgl. hierzu Hunter (1787).

[14] Vgl. Höfler (1899): „[...] die Equina (Rossblatter, Rosspocke, Schutzmauke, Pockenmauke, Javart), welche Jenner 1788 als pockenähnliche Schutzblatter annahm, die durch das Stallpersonal auf Kühe übertragen bei letzteren die Kuhpocke (Vaccina) erzeugen sollte".

[15] Seit Fracastoro, bei ihm mit Bezug auf die Syphilis, wird unter der materie/materia im engeren Sinne ein krankmachender Stoff (Contagium) verstanden. Zugrunde liegt diesem Denken, dass auch die Vermittlung von Krankheit wesentlich durch Übertragung von stofflich Kleinstem geschieht. Die sich seit dem 17. Jh. verbreitende Neoatomistik hat hierzu wesentlich beigetragen. Mit moderner Infektiologie auf der Grundlage der Bakteriologie (Pasteur/Koch) haben solche Vorstellungen allerdings noch nichts gemein.

[16] Jenner, Untersuchungen (1799), S. 1–2.

[17] Ebd., S. 5.

von Impfflüssigkeit von Mensch zu Mensch erweitert (Fälle 16–23). Mit diesen Beobachtungen und Experimenten treten auch die Experimentalpersonen namentlich auf die
Bühne der Geschichte. Probandenschutz, so wie wir ihn heute kennen, war damals noch
nicht üblich. Er sollte sich erst um 1900 allmählich durchsetzen.

Mit *Josef Merret*, dem Knecht des Grafen von Berkely, beginnt eine Serie von Fällen,
bei denen die damals praktizierte und nach orientalischem Vorbild ausgerichtete Pockenaufpfropfung (Inokulation) nicht oder nur sehr schwach angeht, weil offensichtlich bereits
vor längerer Zeit eine Infektion mit den Kuhpocken erfolgt war. Bei *Merret* lagen 25 Jahre zwischen der Kuhpockenerkrankung und der Pockeninokulation durch Jenner. Auch
nahm *Merret*, obwohl er mit dem Kontagium der Pockeninokulation seiner übrigen Fami-
lienangehörigen ständig in Berührung kam, während diese an der Inokulationskrankheit
litten, keinerlei Schaden. Auch die frühere Magd *Sarah Portlock* aus Berkely, die – fast
drei Jahrzehnte zuvor – an Kuhpocken erkrankt war, zeigte keinerlei Auswirkungen der
Menschenpocken, als sie ihr mit dieser Krankheit infiziertes Kind stillte; auch blieb eine Pockenaufpfropfung auf beide Arme ohne sichtbare Reaktion. *Johann Philipps*, ein
Handwerker, hatte sich bereits als Knabe im Alter von nur neun Jahren mit Kuhpocken infiziert. Jenner inokulierte ihn im Alter von 62 Jahren. Zwar zeigte der Greis leichte, lokale
Krankheitszeichen, die aber bald verschwanden und keinerlei Narben am Körper hinter-
ließen. Ganz ähnliche Befunde zeigten sich bei *Marie Barge*, die sich als junge Magd
mit Kuhpocken infiziert hatte, im Umgang mit Pockenkranken nicht und nach einer Pockeninokulation nur gering reagierte. Vergleichbar verhielt es sich beim Gesinde eines
nahe bei Berkeley lebenden Pächters und bei dem des Meiereibesitzers *Andrews*, bei der
Milchmagd *Elisabeth Wynne* und auch bei der angesehenen Dame *H.* aus Berkely, deren vollständigen Namen Jenner verschweigt. Der neunte Fall in Jenners kleiner Serie
zeigte, dass eine einmal durchgemachte Kuhpockenerkrankung nicht immer vor weiteren
Erkrankungen dieser Art schützte, wie sich an *Wilhelm Smith* aus dem Dorf Pyrton zeigte,
der zwar zweimal an den Kuhpocken erkrankte, gleichwohl aber gegen die Menschen-
pocken-Inokulation gefeit war. Dass schon allein der Kontakt mit der Hufkrankheit der
Pferde möglicherweise einen Schutz gegen die menschlichen Pocken verursachen kann,
ohne dass je eine Kuhpockenerkrankung erfolgte, demonstriert Jenner mit den Beobachtungen 13 und 14 an *Thomas Pearce*, dem Sohn eines Hufschmieds, und an dem Landwirt
Jacob Cole. Anders verlief der Fall des Landwirtes *Abraham Riddiford*, der sich zwar
an der Pferdehufkrankheit schwer infizierte, zwanzig Jahre darauf aber dennoch an den
Blattern erkrankte, wenngleich die Krankheit nur einen milden Verlauf nahm.

Wagemut oder Leichtsinn? Der Fall 16

Die Fälle, um derentwegen sich Jenner bald nach der Veröffentlichung seiner Beobachtungen schweren Vorwürfen wegen unethischen Verhaltens ausgesetzt sah, beginnen mit dem
achtjährigen gesunden Knaben (Fall 17), den Jenner mit einer Kuhpockenmaterie impfte,

die er zuvor der Armpustel einer erkrankten Magd, *Sarah Nelmes* (Fall 16), entnommen
hatte. Wir kennen heute den Namen dieses ersten Vakzinationsprobanden, *James Phipps*
(1788–1853), der dank Jenners wagemutigem Eingriff in den folgenden 57 Jahren bis zu
seinem Tod niemals an den Pocken erkrankte. Der Versuch, der heute sicherlich vor einem
Gericht behandelt werden müsste, und – wenn er missglückt wäre – vermutlich niemals
seinen schriftlichen Niederschlag gefunden hätte, fand am 14. Mai 1796 statt. Am siebten
Tag erkrankte der Knabe an den Kuhpocken. Nach Ablauf dieser Erkrankung infizierte
Jenner denselben Knaben nun mit der Pustelflüssigkeit eines Pockenkranken. Aber es ge-
schah, verglichen mit Pockenmaterie-Verimpfungen bei Patienten, die bereits eine Kuh-
oder Menschenpockenerkrankung durchgemacht hatten, nichts Außergewöhnliches. Offensichtlich war der zunächst mit Kuhpockenmaterie geimpfte Junge genauso gegen die
Menschenpocken geschützt. Mit Fall 19 beginnt Jenner systematisch mit Überimpfun-
gen von Kuhpocken von Mensch zu Mensch. Den fünfeinhalbjährigen *Wilhelm Summers*
hatte Jenner am 16. Mai 1798 mit Kuhpockenmaterie geimpft. Den Stoff einer Kuhpo-
ckenpustel *Summers'* übertrug er dem achtjährigen *Wilhelm Pead*, der daraufhin ebenso
an der Impfkrankheit litt wie *Summers*. Material aus *Peads* Pustel wurde nun auf mehrere
weitere Kinder übertragen, unter diesen auch die sechsjährige *Anna Exel*. Alle Kinder erkrankten leicht. *Anna Exels* Pustelmaterie wurde wiederum weiterverimpft, nun auf zwei
Kleinkinder im Alter von 11 und 18 Monaten sowie auf zwei Kinder im Alter von fünf
und sechs Jahren, unter ihnen *Maria Pead* (5 J.). Ihre Kuhpockenflüssigkeit schließlich
wurde auf das siebenjährige Kind *J. Barges* verimpft, worauf sich auch bei diesem eine
leicht und bald abklingende Impfkrankheit der Kuhpocken zeigte. Allen auf diese Weise mit Kuhpocken infizierten Kindern auch die Menschenpocken aus Pustelflüssigkeit zu
überimpfen, schien Jenner nicht zweckmäßig. Den Grund dafür nennt er nicht; vielleicht
erschien es ihm letzten Endes doch zu gefährlich. Bei *Wilhelm Summers* aber, den – wir
erinnern uns – Jenner im Mai 1798 mit Kuhpocken infiziert hatte, wagte er es dann aber
doch und inokulierte den Knaben mit echter frischer Menschenpockenflüssigkeit, ohne
dass der Knabe daraufhin Krankheitszeichen zeigte. Wenig später ließ Jenner durch seinen Neffen Heinrich Jenner den gleichen Vorgang an *Pead* und *Barges* wiederholen, die
Jenner zuvor mit Kuhpocken geimpft hatte. Auch in diesen Fällen zeigte sich nur eine etwa
einwöchige Impfkrankheit, sonst nichts. Zur Kontrolle, so bemerkt Jenner am Ende von
Fall 23 fast nebenbei, habe er dann auch noch eine „Person"[18] mit den Menschenpocken
inokuliert, die niemals zuvor eine Kuhpockenerkrankung akquiriert hatte. Dieser Proband
erkrankte:

> Um mich von der Wirksamkeit der angewandten Blatternmaterie zu überzeugen, impfte ich
> auch eine Person, die noch nicht die Kuhpocken gehabt hatte. Hier erfolgten sichtbar die
> Blattern.[19]

---

[18] Im engl. Original „patient", wobei unklar bleibt, ob hiermit einfach ein Proband gemeint war oder
ein an einer anderen Krankheit leidender Patient Jenners. – Jenner, Inquiry (1798), S. 43.
[19] Jenner, Untersuchung (1799), S. 34.

Dieser Kontrollversuch an einem ungeschützten Menschen war durchaus auch im Kontext der Zeit ethisch außerordentlich problematisch. War Jenner doch bekannt, dass die Menschen-Blattern, die menschlichen Pocken also, einen durchaus tödlichen Verlauf hätten nehmen können. Die nun folgenden Sätze deuten an, was Jenner aus seinen Beobachtungen mit den Kuh- und Menschenpocken gelernt hatte:

> Diese Versuche gewährten mir viele Genugthuung und Vergnügen. Sie zeigten, dass das Gift, durch seinen Uebergang zu anderen menschlichen Körpern, in fünf Gradationen nichts von seiner eigenthümlichen Wirksamkeit verliere. Joh. Barge war nämlich der fünfte, der von Wilhelm Summers so gradatim angesteckt war. Dieser letzte bekam die Krankheit von einer Kuh[20].

Edward Jenner glaubte zurecht beobachtet zu haben, dass eine Verimpfung von Kuhpockenmaterie, meist Flüssigkeit aus den Pusteln so Erkrankter, vor den menschlichen Pocken schütze und dies sicherer als durch die Aufpfropfung bzw. Verimpfung von Materie aus echten Menschenpocken auf andere. Hier könne es entweder infolge der Art der Aufpfropfung (Verimpfung) oder auch beim Vorliegen anderer Erkrankungen durchaus zu fatalen Verläufen der eigentlich zum Schutz gedachten Maßnahme kommen. Bei der Verimpfung von Kuhpockenmaterie sei dies nicht der Fall. Daraus erwachse der eigentliche Vorteil der neuen Methode, die man daher nicht „speculatif und ohne praktischen Nutzen" bezeichnen dürfe:

> Darf man jetzt noch wohl fragen, ob diese Untersuchungen nur speculatif und ohne praktischen Nutzen sind? Meine Antwort ist: Die Blattern Inoculation – bei allen ihren glücklichen Wirkungen – bei allen ihren nachherigen Vervollkommnungen – bewirkt doch nicht selten Verunstaltungen der Haut, und ist – selbst bei der besten Behandlung – bisweilen tödtlich. Ihre Anwendung verursacht deswegen stets einige Unruhe. Von den Kuhpocken hingegen habe ich nie einen schlimmen Ausgang erfahren; selbst dann nicht, wann sie sich unter schwierigen Umständen z. B. einer ausgebreiteten Entzündung des Arms und der Hände zeigten[21].

---

[20] Im englischen Original lautete dieser Kernsatz der Immunisierungsgeschichte: „These experiments afforded me much satisfaction, they proved that the matter in passing from one human subject to another, through five gradations, lost none of its original properties, J. Barge being the fifth who received the infection successively from William Summers, the boy to whom it was communicated from the cow." –. Ebd., S. 44.

[21] Im englischen Original: „Should it be asked whether this investigation is a matter of mere curiosity, or whether it tends to any beneficial purpose? I should answer, that notwithstanding the happy effects of Inoculation, with all the improvements which the practice has received since its first introduction into this country, it not very unfrequently produces deformity of the skin, and sometimes, under the best management, proves fatal. These circumstances must naturally create in every instance some degree of painful solicitude for its consequences. But as I have never known fatal effects arise from the Cow-pox, even when impressed in the most unfavourable manner, producing intensive inflammations and suppurations on the hands". – Jenner (1798), S. 66–67.

Edward Jenner hielt sich bereits 1799 für berechtigt, darüber zu spekulieren, „dass die jetzigen Vorsichtsmaassregeln die Kuhpocken entweder völlig vertilgen, oder doch sehr selten („extremely rare"[22]) machen werden"[23]. Dass es bis zur Erfüllung dieser Hoffnung noch mehr als einundhalb Jahrhunderte dauern würde, hätte ihn vermutlich zumindest verwundert.

So unkompliziert, wie Jenner sie in seinen Hypothesen, Beobachtungen und Schlussfolgerungen zum Ausdruck gebracht hatte, verhielten sich die Dinge allerdings nicht. Alle drei Hypothesen (vgl. Abschn. „Der Gang der Darstellung und Argumentation") hat Jenner in den folgenden Jahren relativieren und zumindest teilweise zurücknehmen müssen, was ihm nicht ganz leicht fiel, weil er dadurch seinen Gegnern unnötigerweise Angriffsmöglichkeiten bot. So weckte insbesondere die dritte These den Anschein, als wolle Jenner damit bei missglückten „Vakzinationen" die Schuld auf eine falsche Auswahl des Impfstoffes schieben. Der letzte Satz der Einleitung schließlich verdeutlichte Jenners eigentliche Absicht: Er will mit den folgenden 23 Fallbeispielen die Richtigkeit insbesondere seiner zweiten These beweisen. Im Schlussteil seiner Schrift musste Jenner bezüglich der ersten These eingestehen, dass er diese noch nicht ausreichend durch Experimente habe belegen können. Sieht man einmal von den gewagten beiden Thesen (1 und 3) ab, so reduziert sich der Gedankengang Jenners auf die eigentliche Kernthese (2). Tatsächlich sollte sie den Ausgangspunkt für alle weiteren Entwicklungen hinsichtlich der Pockenimpfungen liefern. Er hat versucht, sie in den folgenden Jahren durch zusätzliche Beobachtungen zu erhärten und dazu bereits im April 1799 eine ergänzende Schrift (*Further Observations*) veröffentlicht, die alsbald auch in lateinischer Übersetzung erschien. Fortgesetzt wurden seine Beobachtungen durch die Veröffentlichung *A Continuation* (1800). Zusammenfassende Ausgaben erschienen in schneller Folge auch in anderen Sprachen. Die zweite Auflage seiner Hauptschrift legte Jenner am 7. März 1800 König Georg III. von England vor. Nach diesen Veröffentlichungen hat Jenner für den Rest seines Lebens versucht, seine bedeutenden Befunde weiter zu untermauern.

Zusammenfassend sind es also die folgenden Hauptpublikationen in englischer Sprache, die den Beginn der Pockenimpfung markierten:

- An Inquiry Into the Causes and Effects of the Variolæ Vaccinæ, Or Cow-Pox. London 1798.
- Further Observations on the Variolæ Vaccinæ, or Cow-Pox. London 1799.
- A Continuation of Facts and Observations Relative to the Variolæ Vaccinæ, or Cow-Pox. London 1800.
- An inquiry into the causes and effects of the variolæ vaccinæ, a disease discovered in some of the western counties of England, particulary Gloucestershire, and known by the name of the cow pox. London 1800.

---

[22] Ebd., S. 66.
[23] Jenner, Untersuchung (1799), S. 47.

Internationale Rezeption

Die neue Methode der Vakzination ermöglichte zum ersten Male eine aktive Immunisierung gegen Menschenpocken, für die sich dann auch bald das englische Parlament mit erheblichen Geldsummen einsetzte. In Kontinentaleuropa erließ zuerst das Königreich Bayern 1807 eine verpflichtende Impfung nach der Art Jenners, und in Nordamerika war schon in den Jahren zuvor diese praktische Präventionsmethode mit großem Erfolg eingeführt worden, Russland folgte 1812, Deutschland schließlich 1874 mit dem Reichsimpfgesetz. Wie segensreich den Herrschern jener Zeit die neue Methode der Pockenprävention erschien, zeigt das Dankschreiben des amerikanischen Präsidenten Jefferson. Am 14. Mai 1806 schreibt Thomas Jefferson (1743–1826), von 1801 bis 1809 dritter Präsident der Vereinigten Staaten von Amerika, von seinem Landsitz Monticello an Edward Jenner:

> SIR, I have received a copy of the evidence at large respecting the discovery of the vaccine inoculation which you have been pleased to send me, and for which I return you my thanks. Having been among the early converts, in this part of the globe, to its efficiency, I took an early part in recommending it to my countrymen. I avail myself of this occasion of rendering you a portion of the tribute of gratitude due to you from the whole human family. Medicine has never before produced any single improvement of such utility. [...] You have erased from the calendar of human afflictions one of its greatest. Yours is the comfortable reflection that mankind can never forget that you have lived. Future nations will know by history only that the loathsome small-pox has existed and by you has been extirpated.[24]

Am Beispiel der Einführung des allgemeinen Impfzwangs gegen die Pocken in Deutschland kann aber auch gezeigt werden, mit welchen Widerständen in der Bevölkerung gegen solche Zwangsmaßnahmen noch in der zweiten Hälfte des 19. Jahrhunderts gerechnet werden musste.

Einführung in Deutschland

Bald nach dem Erscheinen der Schrift Jenners in deutscher Sprache setzten die ersten Impfversuche in den deutschsprachigen Ländern ein;[25] so ab März 1799 in Wien, ab November 1799 in Hannover – wo man übrigens den Impfstoff vom englischen Hof bezog –, schließlich in Bayern und Preußen[26]. In Berlin öffnete bereits im Juni 1800 eine Impfschule zur praktischen Unterweisung in der Impftechnik für Berliner Ärzte ihre Tore[27].

---

[24] Thomas Jefferson an Edward Jenner, Monticello, 14. Mai 1806.– Hier zit. nach Nabel (2013), S. 551.
[25] Vgl. hierzu ausführlich Hess (2009).
[26] Frick (1959).
[27] Gins (1928).

Es liegt aber auf der Hand, dass bald auch aufgeklärte Landesfürsten die immense bevölkerungspolitische und damit staatsökonomische Nützlichkeit solcher Impfungen erkannten und sich um deren politische Realisierung bemühten. Gehörten doch Seuchenverhütung und die Hochhaltung der Volksgesundheit zu den zentralen Elementen der Staatsräson im aufgeklärten Absolutismus. Noch in den Jahren 1785, 1786, 1789–1791 und 1795–1800 hatten Pockenepidemien in Deutschland heftig gewütet und mit geschätzten 60.000 Opfern ganz erheblichen Tribut gefordert.[28] Hatte man bis ins Jahrzehnt vor der Veröffentlichung Jenners Inokulationen (nach orientalischem Vorbild) zur Ausrottung der Seuche für viel zu gefährlich und daher für inakzeptabel erachtet, weil damit zahlreiche Menschenleben gefährdet worden wären, so ließ nun die Methode nach Jenner solche Vorhaben durchaus realistischer erscheinen. In Hannover war es vor allem der erwähnte Hofchirurg Christian Friedrich Stromeyer (1761–1824), der die Impfversuche seit 1799 vorantrieb. In Göttingen impfte seit 1800 der Geburtshelfer Friedrich Benjamin Osiander (1759–1822). In Berlin vereinigte sich gleich ein ganze Gruppe von Ärzten (Heim, Bremer, Zenker, Merzdorf, Grapengießer, Mayer, Augustin, Schulz und Fließ)[29], die unentgeltlich Kuhpockenflüssigkeit gegen die Menschenpocken verimpften. Sicher wurden ähnliche Impf-Kampagnen auch in anderen Ländern und vermutlich in ganz Europa durchgeführt. Die Welle der philanthropischen Impf-Begeisterung erstreckte sich schließlich auf ganz Europa, und man geht wohl nicht fehl, wenn man hier von einer Epoche der wilden, ja fast anarchischen Impfwut spricht. Allerdings verwundert es vor diesem Hintergrund auch kaum, dass solche Impfaktionen, sollten sie sinnvollerweise Maßnahmen auf dem Weg zu einer Ausrottung der Seuche in der gesamten Bevölkerung darstellen, zwangsläufig den Staat auf den Plan riefen. Ohne gesetzliche Regelungen wäre sonst wohl kaum an eine Durchsetzung des Vorhabens zu denken gewesen.[30]

Die Medizinalbehörden der Regierungen aller größeren deutschen Staaten hatten außerordentliches Interesse an der neuen Impfmethode. Dies zeigte sich in ihrer großen Bereitschaft zur Förderung der Impfung und der noch im Jahre 1800 beginnenden Etablierung der ersten Impfinstitute. Ihnen oblag die Dokumentation, Überwachung und empirisch-wissenschaftliche Auswertung der neuen Impfmethode. Als sich die positiven Meldungen häuften, entschlossen sich die meisten Landesherren zur Durchsetzung groß angelegter und staatlich organisierter Impfprogramme auf gesetzlicher Grundlage.[31] Die ersten Impfaktionen gingen meist auf die Initiativen mutiger Ärzte zurück[32]. Vom Ende des 18. Jahrhunderts an war nahezu überall, so auch in den deutschsprachigen Ländern die „humanisierte" Lymphe der am meisten eingesetzte frische Impfstoff. Sie wurde nach dem Aufpfropfen oder Einimpfen der Kuhpocken auf einen Menschen von diesem als „Vorimpfling" gewonnen und dann durch Fortinfektion (Verimpfung) von Mensch zu

---

[28] Kübler (1901); Wolff (1998), S. 11.

[29] Hier zit. nach Blattern und Schutzpockenimpfung (1925), S. 23; Guttstadt (1873).

[30] Hess (2009), S. 95; Kübler (1901), S. 179; Maehle (1994).

[31] Münch (1995), S. 228.

[32] Im Folgenden vgl. Henig und Krafft (1999). Vgl. auch Henig und Krafft (2003).

Mensch (meist von Arm zu Arm) weitergezüchtet. Dabei kooperierten die Impfärzte eng. Sie gewannen die Vakzine jeweils individuell und versorgten sich kollegial gegenseitig damit. Aber schon zu Beginn des 19. Jahrhunderts sicherten einige Landesregierungen die Verfügbarkeit des Impfstoffs und schufen die technischen Voraussetzungen zu seiner Gewinnung durch die Etablierung eigener Impfinstitute oder -anstalten, zuerst in München 1801, in Berlin 1802 und in Köln 1803. Der in den Impfanstalten hergestellte und von dort durch die Impfärzte bezogene Impfstoff diente jedoch stets nur zum „Animpfen" der Vorimpflinge. Für die Weiterzüchtung während der ganzen Impfkampagne war jeder Impfarzt auf eigene Kosten selbst verantwortlich. Entscheidend war damit bei seiner Tätigkeit die ständige Sorge, dass immer frisch geimpfte „Abimpflinge" zur Verfügung standen, damit die Kette zu seiner Impfstoffproduktion unter keinen Umständen riss[33].

Allerdings wurde solche staatliche Euphorie keineswegs von allen Zeitgenossen geteilt. Man muss sich in diesem Zusammenhang heute vor Augen führen, dass die Methode revolutionär neu war und nur auf wenigen „klinischen" Versuchen basierte. Tatsächlich schien die Jenner'sche Methode klug durchdacht und empirisch-experimentell zumindest an einem kleinen Impfkollektiv gesichert. Bot aber dieses Wissen wirklich schon den festen Grund für seine praktische Umsetzung an ganzen Bevölkerungen? Und waren nicht die Experimente, die Jenner zu seinen Erkenntnissen geführt hatten, überaus gefährlich gewesen? Zu den ersten prominenten Kritikern im deutschsprachigen Raum gehörte der bekannte und respektierte jüdische Philosoph und Arzt Marcus (Naphtali) Herz in Berlin. Zwar blieb die Impfeuphorie durch seine Kritik ungebrochen, aber sie stand zumindest in Preußen vermutlich durch Herz veranlasst fortan unter strengster Beobachtung, denn König Friedrich Wilhelm III. befahl am 11. Juli 1801 nicht nur eine gründliche und hinreichend lange Überprüfung der neuen Impfmethode, sondern auch die Unterrichtung der Öffentlichkeit über die Ergebnisse dieser Überprüfung. Aufgeklärte Herrscherfürsorge bedeutete eben auch strengste Observanz aller Medizinalpersonen und dies insbesondere im Fall der Einführung einer neuen präventiven Methode. *De facto* handelte es sich dabei allerdings auch um einen staatlich überwachten medizinischen Großversuch, vielleicht um den ersten dieser Art in der Weltgeschichte, dem an Gefährlichkeit durch den Überwachungsbefehl des Königs nichts abging. Tatsächlich verliefen die Versuche durchaus positiv, so dass der gesetzlichen Festlegung der Impfung zumindest in Preußen nichts mehr im Wege stand. Eine Würdigung der ersten 7445 Impfversuche – man hatte nach der Vakzination mit Kuhpocken auf die bis dahin übliche Art mit menschlichen Pocken (Blattern) inokuliert und sogar ganz gezielt nach Vakzination und Inokulation die so Behandelten zusätzlich noch Pockenkranken oder ihren Kleidungsstücken ausgesetzt – erschien 1802 in „Hufeland's Journal der practischen Arzneykunde und Wundarzneykunst"[34]. Bei nur vier Probanden ließ sich die Wirksamkeit der Kuhpocken-Vakzination nicht hinreichend sicher nachweisen. Nun zögerte König Friedrich Wilhelm III. nicht mehr, die Impfung seiner Untertanen per Reglement vom 31. Oktober 1803 zu verfügen, zumal der Fortgang

---

[33] Ebenda.
[34] Vgl. Heinsdorf (1994), S. 60–70, hier 64–65.

der Impfaktionen in allen Teilen Preußens zu ähnlich guten Ergebnissen geführt hatte. Im (hier gekürzten) Wortlaut hieß es darin:

> Wir F. W. thun kund und zu wissen: In der festen Ueberzeugung, daß neue Entdeckungen in dem Gebiete der medizinischen Wissenschaften nicht gleich einen Gegenstand der Regierung abgeben müssen, haben Wir bisher die Impfung der Schutzblattern [...] blos der Leitung Unserer Medizinalbehörde überlassen und nur insofern mitgewirkt, daß Wir, um stets echten Impfstoff vorräthig zu haben, in Berlin, Königsberg und anderen großen Städten Unserer Monarchie, besondere Impfungsinstitute haben etabliren lassen. Nachdem aber [...] sich die Fragen: 1. Schützet der echte Kuhpockenstoff vor der Ansteckung der natürlichen Pocken? 2. Ist die Impfung des ersteren mit anderen gefährlichen Folgen für die Gesundheit verbunden? zum überwiegenden Ausschlag für die Vaccine entschieden haben, indem Unserm Ober-Coll. Med. et Sanitatis innerhalb Jahr und Tag von praktischen Aerzten und Regimentschirurgen 17.741 veranstaltete und sorgfältig beobachtete Impfungen einberichtet und dabei die erste Frage durch 8000 Ansteckungsversuche bestätigt, die zweite aber durch eine seit drei Jahren fortgesetzte pflichtmäßige Controle zum Vortheil der Schutzblattern beseitigt worden, so finden Wir aus väterlicher Fürsorge für das Leben und die Gesundheit Unserer getreuen Unterthanen Uns veranlaßt, die Beförderung der Schutzblatternimpfung nunmehr zu einem besonderen Augenmerk Unserer Staatsverwaltung in der Absicht zu machen, damit das menschliche Pockenübel, welches im Durchschnitt mehr als 40.000 Menschen in Unsern Landen weggrafft, sobald als möglich vertilgt und ausgerottet werde[35].

Das Reglement Friedrich Wilhelms III. ist in mehrerer Hinsicht bemerkenswert. So zeigt es einerseits das Wohlwollen des Königs gegenüber der medizinischen Wissenschaft, enthält andererseits aber auch den Hinweis, dass nicht jede Entdeckung auf diesem Gebiet gleich den Herrscher auf den Plan rufen musste, wo Kontrolle und Umsetzung – im Falle der Pocken die Bereitstellung und die Überprüfung des Impfstoffs – den Behörden überlassen bleiben konnten. Das Reglement zeigt andererseits, dass es sich der Herrscher im Falle bedeutender Entdeckungen, bei denen Nützlichkeit oder Schaden noch nicht unumstößlich feststanden, durchaus persönlich angelegen sein lassen konnte, entsprechende Prüfanordnungen zu erlassen. Auch hierin äußerte sich bereits die „väterliche Fürsorge" des Herrschers „für das Leben und die Gesundheit" der Untertanen, nicht nur in der Durchsetzung erwiesen nützlicher Schutzmaßnahmen. Weiterhin ist bemerkenswert, dass mit der gesetzlichen Fixierung auch ein frühes staatliches Eradikations-Programm initiiert wurde, bei dem es eben nicht nur um die akzidentelle Prävention oder Heilung durch ein überprüftes Arzneimittel ging, sondern um die gänzliche „Ausrottung" einer übertragbaren Krankheit, lange bevor der prinzipielle Mechanismus infektiöser Krankheitsübertragung überhaupt geklärt war.

Dem preußischen Vorbild folgten binnen kurzer Zeit auch andere deutsche Staaten. Schon bald nach Errichtung der ersten Impfinstitute führten einzelne deutsche Länder sogar eine obligatorische Impfpflicht ein – so das Großherzogtum Hessen am 6. August 1807 und das Königreich Bayern am 26. August 1807. Auch die Bayerische Regierung hatte nach Bekanntwerden der erstaunlichen Vakzinationserfolge mit Aufrufen versucht, das

---

[35] Hier zit. aus: Blattern und Schutzpockenimpfung (1925), S. 24.

neue Verfahren zum Schutze der Bevölkerung bekannt zu machen und zu propagieren[36]. Lokal waren es meist Ärzte, die das Impfgeschäft übernahmen, aber auch Lehrer, Wundärzte und sogar aufgeklärte Pfarrer beteiligten sich durchaus daran, wenngleich gerade die Katholische Kirche häufig auch den Ausgangspunkt für irrationale Widerstände in der Bevölkerung gegen die neue Methode der Pockenprävention bildete. Zu den wesentlichen Widerständen zählte der Königlich Bayerische Landgerichts- und Salinenarzt Dr. Martin Schmid im April 1816 rückblickend für Rosenheim:

> 1) Abneigung gegen alles, was neu ist. 2) der religiöse Irrwahn, als würde der Vorsehung und Anordnung Gottes vorgegriffen. 3) Starrsinn der Eltern, und absurde Vorstellungen von dem Akte des Impfens. 4) Bosheit übelgesinnter Menschen, die die abgeschmacktesten Gerichte von entstandenen Unglücksfällen ausstreuten. 5) Die Besorgnis, dass die geimpften Kinder in der Folge eine andere schwere Krankheit zu bestehen haben; in dem die Unreinigkeiten, die durch die Pusteln der natürlichen Blattern aus dem Körper sikern, in selbem zurückbehalten blieben. 6) Unthätigkeit und Gleichgiltigkeit mancher Individuen, deren Beruf es ist, auf das Volk zu wirken, und selbes zu belehren. 7) Irrige Ansicht einiger Individuen des ärztlichen Personals. 8) Einige misslungene Impfungen, von solchen Individuen vorgenommen, die auch dieses einfachen Processes unkündig waren. 9) die öftere Entlegenheit jener Chyrurgen, auf welche das Landvolk Vertrauen setzte, wodurch denn mit der Impfung manchmal größere Geldauslagen verbunden waren.[37]

Gleichwohl hätten die Erfolge auf Dauer für sich gesprochen, auch seien bald die Blattern nicht länger „für ein natuerliches Uebel genommen"[38] und die Menschen impffreudiger geworden. Sicher dürften die anwachsenden Zahlen Geimpfter aber auch darauf zurückzuführen gewesen sein, dass bereits in den Jahren vor Einführung der allgemeinen Impfpflicht in Bayern königliche Verordnungen vorausgegangen waren, die Impfungen obligatorisch für alle vorschrieben, „die in öffentliche Institute [auch Kasernen], Lehranstalten, Erziehungs-Häuser etc. aufgenommen waren oder es wünschten, legale Zeugnisse aufweisen mußten, dass sie natürlich geblattert[39], oder geimpft seyen"[40]. In diesen Aufschwung hinein sei am 26. August 1807 die „allerhöchste Verordnung" erlassen worden, nach der im Königreich Bayern alle Kinder, die zum 1. Juli das dritte Lebensjahr vollendet hätten, mit den „Schutzpocken" (Kuh-Pocken) gegen die Blattern geimpft werden müssten. „Die Eltern oder Vormünder jener Kinder" aber, „die der Impfung entzogen" würden, unterlägen „einer Geldstrafe von 1 bis 8 Fl." für jedes Kind[41]. Auch werde die Strafe im folgenden Jahr um die Hälfte erhöht. Dadurch, so sei nun zu hoffen, werde „die Kindsblattern-Seuche für die Zukunft durch eine allgemeine und gesetzliche Einführung der Schutzpocken-Impfung gänzlich aus den königlichen Staaten verbannt werden".[42] Auf diese

---

[36] Vgl. hierzu exemplarisch Schmid (1816), S. 10.
[37] Ebd., S. 16.
[38] Ebd., S. 17; die Abkürzung „Fl." steht für Gulden.
[39] Mit „Blattern"-Materie (aus den Pusteln der Menschen-Pocken) inokuliert oder an Blattern bereits früher erkrankt.
[40] Ebd., S. 18.
[41] Ebenda.
[42] Ebenda.

Weise, so vermerkte der Bayerische Salinenarzt Schmid nicht ohne Stolz, „gieng Baiern allen Staaten Europas voran, und beurkundete den hohen Werth dieser wohlthätigen Entdeckung".[43] Die Folgen der Verordnung seien allseits erfreuliche gewesen, selbst „alle Geistliche und Seelsorger wetteiferten nun im edlen Bemühen für die gute Sache"[44]. Selbstverständlich regte sich auch weiterhin in der Bevölkerung Widerstand gegen die angebliche „Verkuhung" durch Schutzblattern-Impfungen, und mancherorts dürfte es tatsächlich gelungen sein, das eine oder das andere Kind geschickt dem Impfzwang zu entziehen. Berichte hierfür liegen auch aus anderen Ländern vor. Aber der nun vielerorts durchgesetzte Impfzwang verfehlte seine Wirkung nicht, denn die Zahlen der Menschen-Pocken sanken in allen Ländern mit Impfzwang drastisch. Allerdings belegt das Bayerische Beispiel auch eine Reihe von unerwarteten Fehlentwicklungen. So erstreckte sich die Impfpflicht nur vom dritten bis zum 12. Lebensjahr. Danach kam es nun zwar zu insgesamt weniger Infektionen, aber ein Schutz für Jugendliche und Erwachsene war nicht gewährleistet, es sei für Militärangehörige. Ein weiterer Fehler hatte darin bestanden, dass man jenseits des 12. Lebensjahres, anders als bei den Jüngern, das Angehen der Impfungen nicht mehr kontrolliert hatte, wodurch es zu fälschlichen Schutzannahmen kam. Schließlich war es im allgemeinen Impfeifer auch zur Impfung von Säuglingen und Kleinkindern gekommen, wobei diese oftmals viel schwerer unter der Impfkrankheit litten und auch häufiger an ihr verstarben, als die Kinder zwischen drei und zwölf Jahren[45].

Vom Reichsimpfgesetz bis heute

Durch die baldige und nahezu flächendeckende Verfügbarkeit eines Human-Impfstoffes, bedingt aber auch durch die individuell ebenso wie nationalökonomisch bedrohliche Krankheitslast der Pocken[46], konzentrierten sich staatliche Impfbemühungen im 19. Jahrhundert vor der Gründung des Deutschen Kaiserreichs auf die Impfung gegen diese Infektionskrankheit. Während in Bayern und Württemberg, wie bereits angedeutet, bereits seit Anfang des 19. Jahrhunderts ein Impfzwang bestand, empfahlen in Preußen erst 1835 die „Sanitätspolizeilichen Vorschriften (Regulativ) bei ansteckenden Krankheiten" eine allgemeine Impfung gegen Pocken. Impfpflicht bestand nur im Falle eines akuten Ausbruchs der Pocken. Allerdings hatten sich auch vor 1835 bereits in Preußen Soldaten und Kinder bei Aufnahme in „öffentliche Unterrichtsinstitute" gegen Pocken impfen lassen müssen[47].

Anders lagen die Verhältnisse in Frankreich, wie im Verlauf des Krieges auf bedrückende Weise manifest wurde. Auf der französischen Seite überwogen Todesfälle aufgrund von Erkrankungen deutlich; nicht freilich, weil dort die hygienischen Verhältnisse oder die Lazarettversorgung prinzipiell schlechter gewesen wären, sondern in erster Linie,

---

[43] Ebd., S. 18–19.
[44] Ebd., S. 19.
[45] Giel (1836), hier S. 341–342.
[46] Vgl. im Folgenden Klein et al. (2012).
[47] Vgl. Pistor (1909).

weil in der französischen Armee der seit 1831 bestehende und immer wieder erneut befohlene Pocken-Impfzwang nicht konsequent genug gehandhabt wurde und sein Erfolg aufgrund der Verwendung schlechter Pockenlymphe – bisweilen kam gar nur Pustelschorf zum Einsatz – lediglich im Bereich von 30 Prozent lag. Bedeutender allerdings war der Umstand, dass im bürgerlich-liberalen und katholischen Frankreich – unter dem innovationsfeindlichen Pontifikat von Papst Leo XII. (1823–1829) hatte sich die Vakzination, ein bestialisches (*quest' innesto bestiale*) Prozedere, keiner besonderen Förderung erfreut[48] – anders als in vielen deutschen Staaten bei Ausbruch des Krieges noch keine generelle Impfpflicht für die Gesamtbevölkerung bestand. Zumindest bei den Soldaten der meisten kriegsteilnehmenden deutschen Territorien lagen dagegen die Verhältnisse weit günstiger als bei ihren französischen Kameraden auf der anderen Seite der Fronten. So kam es auf deutscher Seite 1870/71 zwar auch zur Pockenerkrankung von ca. 5000 Soldaten, der 278 Soldaten erlagen. Katastrophal hingegen waren die Verhältnisse auf französischer Seite, wo etwa 23.500 Soldaten an Pocken starben, was etwa 7 % aller französischen Kriegstodesfälle durch Krankheit oder Erfrierung (328.000) entsprach. International war es allerdings bereits 1869 zu großen regionalen Pockenepidemien in Indien, Japan, Nordamerika und Europa gekommen, so dass das Übergreifen der Pocken auf die deutsche Zivilbevölkerung 1870/71 wohl nicht nur kriegsgefangenen Franzosen geschuldet war, sondern auch einem allgemeinen Anstieg der Pockenzahlen generell entsprach und eine Zivilbevölkerung traf, die anders als ihre Soldaten überwiegend lediglich eine einzige Impfung erhalten hatte und somit nicht hinreichend geschützt war. Die dramatischen Pockenerfahrungen der Jahre 1870–72, die allein in Berlin auf 400.000 Erkrankungsfällen mit 6500 Todesfällen beruhten – in ganz Deutschland waren allein 1870 ca. 60.000 Menschen den Pocken erlegen –, führten bald nach der Reichsgründung zur intensiven parlamentarischen Vorbereitung eines Reichsimpfgesetzes, das für alle Neugeborenen des Deutschen Reichs eine Pockenimpfung mit tierischer Lymphe und die Wiederimpfung aller Kinder im 12. Jahr zwingend vorschrieb, wodurch die Pocken in weniger als drei Jahren in Deutschland praktisch erloschen waren. Frankreich zog mit einer vergleichbaren Gesetzgebung nach heftigen politischen Debatten um mögliche impfzwangsbedingte Einschränkungen der persönlichen Freiheit erst 1902 nach und hatte bis dahin jährlich ca. 10.000 Pockentote zu verzeichnen.

Das nach heftigen, zum Teil tumultartigen, parlamentarischen Auseinandersetzungen am 16. März 1874 angenommene Gesetz zur Einführung des allgemeinen Pockenimpfzwangs (Reichs-Impfgesetz) schrieb die Vakzination aller Kinder gegen die Pockenkrankheit im ersten ihrem Geburtsjahr folgenden Kalenderjahr sowie eine Auffrischungsimpfung im zwölften Lebensjahr vor. Ausnahmen durften nur bei Gefahr für Leib und Leben des Kindes gemacht werden; wer der Impfpflicht nicht nachkam, den bedrohte das Ge-

---

[48] Von seinem Vorgänger Pius VII. und dessen fortschrittlichem Kardinalstaatssekretär Ercole Consalvi war die Vakzination offen befürwortet und im Kirchenstaat gestattet worden. Unter Leo XII. wurden die Reformen zurückgenommen. Erst unter dem Pontifikat Gregor XVI. (1831–1846) erfuhr die Vakzination in Rom wieder einen Aufschwung. – Schmidlin 1940, S. 3, FN 11.

setz mit Geld- und sogar Haftstrafen. Damit war in einem der größten Staatsgebilde Europas eine antiinfektiöse Prophylaxemaßnahme gesetzlich festgeschrieben worden, die ihren Ausgang von Edward Jenners Kuhpocken-Vakzination des Jahres 1796 genommen hatte. Die unmittelbare Reaktion auf das Gesetz war ein reichsweiter Zusammenschluss der bislang nur regional oder örtlich agierenden Impfgegner und eine Welle des Widerstandes und der Antiimpfpropaganda gegen die Einschränkung der persönlichen Freiheit durch die Zwangsimpfung und die Gefahren des Eingriffs. Sie sollte erst mit dem Ersten Weltkrieg abebben. Impfgegnervereine schossen allerorten wie Pilze aus dem Boden; Zusammenschlüsse „impfgegnerischer Ärzte" und Juristen konstituierten sich, und nach der Jahrhundertwende entstand mit dem *Deutschen Reichsverband zur Bekämpfung der Impfung* sogar ein nationaler Dachverband aller deutschen Impfgegner. Dabei gingen die organisierten Naturheilanhänger und die Impfgegner eine enge Liaison ein. Man warnte vor drohender „Blutverjauchung" durch verunreinigte Pockenimpflymphe, wies durchaus nicht ganz unbegründet auf die Gefahr der Impfinfektion und besonders der Impfsyphilis bei der Verwendung humaner Lymphe hin und prognostizierte eine dramatische Zunahme von Rachitis, Typhus und anderer „socialer Krankheiten". Dass die Impfgegner in ihrer Agitation auch die Klaviatur des politischen Gerüchts wohl zu beherrschen wussten, belegt die vom Naturheilverein Neu-Ulm noch 1894 gezielt verbreitete Fehlinformation, dass die Kinder des Kaisers höchstselbst nicht geimpft seien, was durch dessen Leibarzt umgehend dementiert werden musste[49]. Doch auch auf Seiten der impfbefürwortenden Ärzteschaft war man nicht zimperlich. „Mit wenigen Ausnahmen" handle es sich bei den Impfgegnern um „halb- und ungebildete Laien, [...] innerhalb welcher die Homöopathen und Naturärzte, Socialdemokraten und Ultramontane eine wunderliche Collegialität"[50] bildeten. So hysterisch uns die Antiimpfpropaganda heute auch anmuten mag, sie hatte ihr Gutes; eine eigens eingesetzte Reichsimpfkommission überprüfte die Gefahren der Impfung mit Humanlymphe und kam zu dem Schluss, aus Sicherheitsgründen fortan nur noch Tierlymphe zur Impfung zuzulassen. 1885 erlangte dieser Vorschlag durch Bundesratsbeschluss Gesetzeskraft. Tatsächlich gelang es in den folgenden Jahrzehnten durch die Impfung der gesamten Bevölkerung, die Pockenkrankheit im Kaiserreich dramatisch zu reduzieren und schließlich praktisch zum Erlöschen zu bringen. Neben den rein medizinischen waren auch die gesellschaftlichen Folgen des „Reichsimpfgesetzes" bemerkenswert. So trug das Impfgesetz zur Medikalisierung, d. h. der Konfrontation der Bevölkerung mit immer neuen medizinisch-hygienischen Maßnahmen, in einem kaum zu überschätzenden Maß bei. Staatliche Medizinalreglementierungen wie die Pockenschutzimpfung erweiterten den Kompetenz- und Funktionsbereich der Ärzte enorm und brachten auch ländliche Bevölkerungsgruppen, die vorher in traditioneller Arztferne gelebt hatten, erstmalig in Kontakt mit Ärzten und moderner Medizin. Mit der Einführung der Pockenschutzimpfungen, die bis zur Ausrottung der Krankheit in den 1970er Jahren praktiziert wurden, konnte zwar die Krankheit zurückgedrängt werden; sie auszurotten gelang

---

[49] Vgl. Tagesgeschichtliche Notizen, In: Münchener Medizinische Wochenschrift 41 (1894), S. 116.
[50] Fürbringer (1887), S. 269.

allerdings erst 1980 und dies auch nur, weil durch systematische Impfung die Übertra-
gungskette von Mensch zu Mensch schließlich unterbrochen werden konnte. Bis in die
1950er und 1960er Jahre gab es auch in Europa durchaus noch Pockenepidemien, so etwa 1950 in Glasgow, 1958 in Heidelberg, eingeschleppt aus Indien durch einen Arzt des
Universitätsklinikums (18 Krankheitsfälle, 2 tödlich), 1963 in Breslau (99 Krankheitsfälle, 7 tödlich) und 1967 in der Tschechoslowakei. Einzelfälle hingegen konnten, wie
im Frühsommer 1957 in Hamburg, in der Regel isoliert werden. Ab 1967 wurde die Pockenimpfung auf Beschluss der Weltgesundheitsorganisation (WHO) weltweit Pflicht und
eine großangelegte Ausrottungskampagne begann mit dieser globalen Impfpflicht. In der
Bundesrepublik Deutschland trat der letzte Pockenfall 1972 auf. Der weltweit letzte Fall
wurde 1977 aus Merka (Somalia) gemeldet und am 8. Mai 1980 konnte die WHO feststel-
len, dass die Pocken ausgerottet sind. Allerdings wurden einzelne Erreger der Krankheit
im Rahmen der biologischen Waffenforschung des Kalten Krieges im Forschungszen-
trum der US-amerikanischen Seuchenbehörde CDC (*Centers for Disease Control and
Prevention*) in Atlanta und wohl auch in einer vergleichbaren sowjetischen Einrichtung
bei Nowosibirsk aufbewahrt. Nach dem Ende des Kalten Krieges entschloss man sich auf
beiden Seiten, diese letzten Exemplare einer ausgerotteten Virusgattung nicht zu vernich-
ten, denn nur mit diesen Beständen besteht auch noch eine Möglichkeit, Impfstoffe gegen
die Krankheit herzustellen.

Bei der folgenden ersten deutschen Übersetzung des Textes handelt es sich um ein
zentrales Dokument der neueren Medizingeschichte von überragender Bedeutung. Es ist
müßig zu diskutieren, ob die Schrift wissenschaftshistorisch tatsächlich wichtiger war als
William Harveys Beschreibung des großen Blutkreislaufs (1628), wie Thomas Jefferson
es 1806 sah. Tatsächlich war sie in ihrer Zeit – und dies bereits wenige Jahre nach der
Erstveröffentlichung – von erheblich größerer praktischer Bedeutung als die physiologi-
sche Studie Harveys, die bis zu ihrer Durchsetzung weit mehr als ein halbes Jahrhundert
benötigte. Jenners Untersuchung revolutionierte bereits zu seinen Lebzeiten den Umgang
mit einer bis dahin schrecklich wütenden Infektionskrankheit zumindest auf dem Gebiete
der Impfprävention und rettete auf diese Weise langfristig Millionen Menschenleben.

Eduard Jenner: Über die Ursachen und Wirkungen der Kuhpocken

© Springer-Verlag Berlin Heidelberg 2016

W. U. Eckart (Hrsg.), *Jenner*, Klassische Texte der Wissenschaft,
DOI 10.1007/978-3-642-41679-8_2

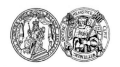

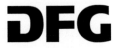

Universitäts- und Landesbibliothek Sachsen-Anhalt

Digitalisierung von Drucken des 18. Jahrhunderts

Eduard Jenners der Arzneywissenschaft Doktors und Mitglieds der Königl. Societät der Wissenschaften Untersuchungen über ...

Aus dem Englischen übersezt von G. Fr. Ballhorn d. A. W. D.

Jenner, Edward

Hannover, 1799

VD18 10339140

urn:nbn:de:gbv:3:1-163949

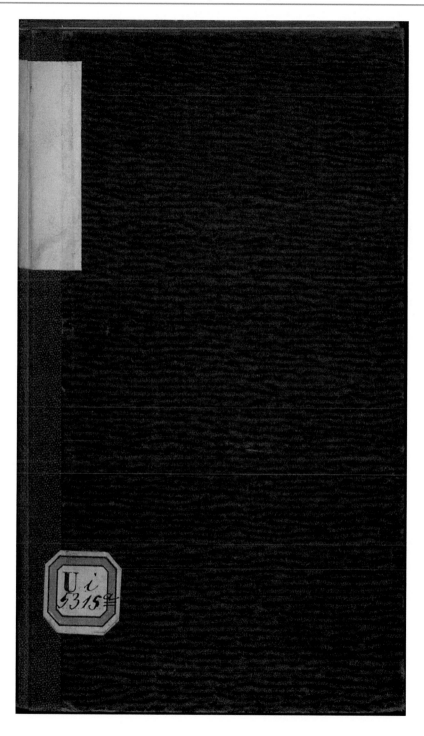

EDUARD JENNERS

der Arzneywiſſenschaft Doktors und Mitglieds der Königl.
Societät der Wissenschaften

Untersuchungen

ÜBER

die Ursachen und Wirkungen

DER

K u h p o c k e n

einer Krankheit

die man in einigen westlichen Provinzen Eng-
lands vorzüglich in Gloucestershire bemerkt
hat.

—— *Quid nobis certius ipsis
sensibus esse potest, quo vera ac falsa notemus.*

LUCRETIUS.

Aus dem Englischen übersezt

von

G. Fr. B a l l h o r n

d. A. W. D.

HANNOVER

BEI DEN GEBRÜDERN HAHN.

1799.

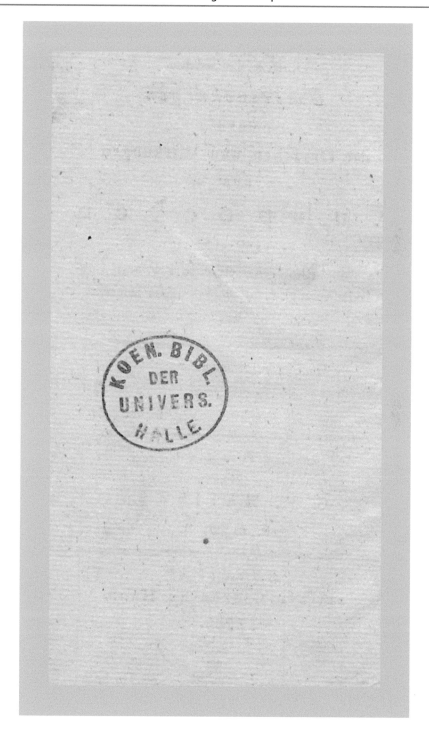

Untersuchungen

über

die Ursachen und Wirkungen

der

KUHPOCKEN.

DEM

Herrn Doctor Parry

zu Bath

gewidmet.

Theuerster Freund

In unsern, an wissenschaftlichen Untersuchungen so reichen, Zeiten, muss es allerdings befremden, dass eine, mit so manchen Eigenthümlichkeiten verbundene, Krankheit, wie die Kuhpocken sind, die sich seit mehrern Iahren hier und in den benachbarten Provinzen zeigen, so lange einer besonderen Aufmerksamkeit und Untersuchung entgangen sind. Da ich die herrschenden Ideen über diesen Gegenstand, sowohl bei Aerzten als bei Layen, äuserst schwankend und unbestimmt fand, und zugleich überzeugt war, dass richtige, hierüber angestellte, Beobachtungen interessant und nützlich seyn würden: so

habe ich eine möglichst genaue Untersuchung über die Ursachen und Folgen
dieser Krankheit angestellt.

Nachfolgende Blätter sind das Resul-
tat meiner Untersuchung, welche ich
hochachtungsvoll Ihnen widme.

Ihr

BERKELEY,
in Gloucestershire,
den 21. *Jun.*
1798.

treu-ergebenster Freund
EDUARD JENNER.

Vorbericht

DES

Uebersetzers.

◄━●━►

Die Absicht meines Freundes, des Herrn
Hofchirurgus Strohmeyer in Hannover,
jede, sich ihm darbietende Gelegenheit, zu
benutzen, Versuche mit der Kuhpocken-
impfung zu machen, bewog mich, die Uebersetzung dieser merkwürdigen und populär
geschriebenen Abhandlung *) zu übernehe-
men, um diesen Versuchen bei dem Publikum

---

*) An Inquiry into the causes and effects of
ihe variolae vaccinae &c. or the Cow-
Pox by Edward Jenner. 4to. London. 1798.

VI

meiner Gegend einigen Eingang zu verschaffen.

So sehr auch auf der einen Seite der actenmässige, weitläuftige, und dabei oft schwerfällige Vortrag den Leser ermüden wird: so scheint doch auch auf der andern diese Umständlichkeit bei einem Werke, das zuerst einen so wichtigen und ernsthaften Gegenstand behandelt, nothwendig zu seyn, um ihm Authenticität bei dem Publikum zu verschaffen. Eine fliessende Uebersetzung, die nur von einem schön geschriebenen Originale erwartet werden kann, ist bei Jenners Abhandlung schwerlich möglich.

VII

Einigen, dem Herrn Hofchirurgus Strohmeyer aus England mitgetheilten, Nachrichten zu Folge, wird die, von Jenner aufgestellte, Aetiologie dieser Krankheit von den vorzüglichsten dasigen Aerzten jetzt verworfen. Doctor Pearson in London, der in Hinsicht der Wirkungen des Kuhpockengifts mit Jennern übereinstimmt, hat in einer, ganz kürzlich erschienenen, Schrift *) seine Gegengründe schon bekannt gemacht. Jenner glaubt, dass die Kuhpocken bei den Kühen nur durch vorhergehende, Infection ihrer Euter

---

*) An Inquiry, concerning the history of the Cow - Pox, principally with a view to supersede and extinguish the Small - Pox by George Pearson. London. 1798.

VIII

mit der Grease - Feuchtigkeit *) *erzeugt werden. So sinnreich auch seine für diese Meinung aufgestellten Gründe sind: so widerspricht ihr schon die in Chestershire gemachte negative Erfahrung, dass nemlich, ungeachtet die Grease daselbst sehr häufig*

*) Die von den Engländern mit dem Namen *Grease* belegte Krankheit der Pferde ist dasjenige Uebel, was man im Deutschen M a u k e nennt.

Diese Krankheit besteht in einem flachen aber bösartigen Geschwüre der Haut an den Fersen und Köthen. Gewöhnlich findet sie nur an den Hinterfüssen statt, wo sie bald einen, bald beide zugleich befällt. Das Geschwür duftet eine wässerigte, äuserst stinkende, Feuchtigkeit aus, wobei die Oberfläche desselben mit einer zähen, schmierigen, gleichsam fettartigen, Feuchtigkeit belegt ist, das dann wahrscheinlich die Veranlassung zu dem englischen Namen *Grease* mag gegeben haben. (Nach einer mir von dem gelehrten Herrn Director Havemann mitgetheilten Nachricht.)

IX

unter den Pferden herrscht, und auch die Knechte zum Melken gebraucht werden, doch nie daselbst Kuhpocken beobachtet werden.

Bis jetzt darf man die Kuhpocken wohl nur als eine ursprüngliche, und den Kühen eigenthümliche Krankheit betrachten, die sich unter Begünstigung ganz eigner endemischen Einflüsse bisweilen bei ihnen entwickelt. In Gloucestershire sieht man sie sehr häufig. Vielleicht haben wir von einem gewissen Doctor Woodwille in London, der sich jetzt vorzühlich mit diesem Gegenstande beschäftigen soll, aber die Aetiologie dieses Uebels, deren Aufhellung einen sehr grossen praktischen Nutzen zu

x

versprechen scheint, *befriedigendere Auf-schlüsse zu erwarten.*

Indessen gewähren die, durch das über-einstimmende Zeugniss so vieler Aerzte *) *ausgemachten, Wirkungen des Kuhpocken-gifts schon jetzt eine grosse Ausbeute für die Praxis, da es sich täglich in England bestätigt, dass die Kuhpocken-impfung vor den wirklichen Blat-tern sichert.*

HANNOVER,
den 9. *May* 1799.

*) *Pearson* im angef. Werke.

———————————

Die Abweichung des Menschen von dem Zu-
stande, in welchen ihn anfänglich die Natur
setzte, scheint für ihn eine ergiebige Quelle von
Krankheiten geworden zu seyn. Durch seine
Prachtliebe, durch seinen Luxus, durch seinen
Hang zu Vergnügungen, hat er sich mit vielen
Thieren gleichsam vertraut gemacht, die wohl
nicht von der Natur ursprünglich zu seiner Gesellschaft bestimmt waren.

Der, seiner Grausamkeit entwöhnte, Wolf
ruht jetzt in dem Schoosse der Dame*). Die
Katze, dieser kleine Tiger unserer Insel, deren
ursprünglicher Wohnort die Wälder sind, ist
jetzt ein beliebtes Hausthier. Die Kuh, das
Schwein, das Schaaf und das Pferd sind jetzt
sämmtlich, nach ihren verschiedenen Bestimmun-

*) Der verstorbene Joh. Hunter hat durch Ver-
   suche bewiesen, dass der Hund der ausge-
   artete Wolf sey.

A

2

gen, der Herrschaft und der Aufsicht des Menschen unterworfen.

Die Pferde sind, wegen ihres jetzigen zahmen und häuslichen Zustandes, häufig einer Krankheit unterworfen, welche die Pferde-Aerzte *Mauke* (Grease) nennen. Sie besteht in einer Entzündung und Geschwulst an den Fersen, woraus eine Materie von ganz besondern Eigenschaften entsteht. Diese Materie, nachdem sie nemlich mancherley Veränderungen erlitten hat, von welchen ich gleich reden werde, scheint die Fähigkeit zu haben, eine Krankheit im menschlichen Körper zu erzeugen, die eine so auffallende Aehnlichkeit mit den Pocken hat, dass ich sie für die wahrscheinliche Quelle dieses letzten Uebels halte.

In dieser, für das Molkenwerk so günstigen, Gegend wird eine grosse Menge von Kühen gehalten, und das Melken ohne Unterschied von Knechten und Mägden verrichtet. Wenn nun ein Knecht um die Füsse der Pferde, die an der Mauke leiden, Umschläge legt, und nachher nicht sorgfältig seine Hände reinigt, so theilt er den Kühen beim Melken die Partikeln der ansteckenden Materie, die an seinen Fingern kleben bleiben, mit. Ist dies nun der Fall, so theilt sich meistentheils den Kühen eine Krankheit mit, und von den Kühen wiederum den Milch-Mädchen, welche sich dann über die ganze Meierey verbreitet, bis endlich das meiste Vieh und die meisten Dienstleute ihre unangenehmen Folgen empfinden. Diese Krankheit hat den Namen *Kuhpocken*.

Sie erscheint an den Eutern der Kühe, unter der Gestalt unregelmässiger Pusteln. Sie zeigen sich gemeiniglich zuerst hellblau, oder vielmehr bleyfarbig, und sind mit einer rosenartigen Entzündung umgeben. Wenn nicht zeitig Mittel angewandt werden, so arten diese Pusteln oft in fressenden Geschwüre aus, deren Behandlung sehr schwierig ist *). Das Vieh verliert seine Munterkeit und die Milch nimmt ab. Es zeigen sich auf den Händen bei dem melkenden Gesinde einzelne entzündete Flecke, bisweilen auch auf dem Handgelenk, welche schnell in Eiterung

A 2

*) Diejenigen, welche hier zu Lande das kranke Vieh besorgen, finden in solchen äussern Mitteln, welche chemisch auf den Krankheits-Stoff wirken, z. B. in dem Zink- und Kupfer-Vitriol ein schnelles Mittel, um den Fortgang der Krankheit zu hemmen.

4

übergehen, zuerst unter der Gestalt kleiner Brand-
blasen. Am gewöhnlichsten erscheinen sie an
den Gelenken und Spitzen der Finger- Wenn
die Lage des leidenden Theils es nur einiger-
massen erlauben will, so zeigt sich die Eiterung
unter einer cirkelförmigen Gestalt; die Ränder
der Pustel sind erhabener als der Mittelpunct,
und ihre Farbe fällt ins Bläuliche. Auch entsteht
Einsaugung und, als Folge derselben, Geschwulst
der Achsel-Drüsen. Das ganze System leidet;
der Puls wird schnell; Schauder und Hitze
mit allgemeiner Mattigkeit und Schmerzen in den
Gliedern und Erbrechen stellen sich ein; dazu
Kopfweh und bisweilen selbst Raserey. Diese
Erscheinungen sind im Grade der Heftigkeit
verschieden, und dauren einen bis drei oder vier
Tage. Auf den Händen bleiben eiternde Schwären zurück, die wegen der Empfindlichkeit der
Gegend sehr beschwerlich sind, gemeiniglich
langsam heilen, und oft um sich fressen. Die
Lippen, die Nasenlöcher, die Augenlieder, und
auch andere Theile des Körpers sind oft mit
diesen Schwären bedeckt. Doch dies entsteht
deutlich daher, dass der Patient sie unachtsam mit
seinen leidenden Finger gerieben und gekratzt
hat. In keinem der Fälle, die ich beobachtete,
folgte auf das Nachlassen dieser Fieberbewegung

5

ein Haut-Ausschlag, nur einen einzigen ausgenommen, wo sich etwas Ausschlag auf den Armen zeigte. Doch war er sehr unbedentend,
hellroth, und verschwand bald, ohne zu einer
Eiterung zu kommen. Ich kann desswegen nicht
bestimmen, ob er mit den vorhergehenden Erscheinungen in Verbindung stand.

Diess wäre also der Uebergang der Krankheit von den Pferden zu den Eutern der Kühe,
und von diesen zum Menschen.

Wenn nun gleich mehrere Arten von Krank-
heits-Stoffen, wenn sie dem Körper zugeführet
werden, ziemlich ähnliche Wirkungen hervor-
bringen, so besteht doch darin die merkwürdige Eigenthümlichkeit des Kuhpockengifts, dass
es den Patienten vor aller Ansteckung mit den
wirklichen Pocken völlig sichert. Denn weder
die Ausdünstungen des Pockengifts, noch auch
seine Einimpfung in die Haut kann bei denen,
welche die Kuhpocken überstanden haben, wirk-
liche Pocken bewirken.

Ich will jetzt, zum Beweise der Wahrheit
dieser so merkwürdigen Erscheinung, meinen

6

Lesern eins Menge von Beispielen mitthei-
len. *)

*) Ich muss hier bemerken, dass oft pustulöse
   Schwären ganz von selbst an den Eutern der
   Kühe erscheinen, und bisweilen — wenn
   gleich sehr selten — auch davon die Hände
   des melkenden Gesindes mit Schwären bedeckt werden. Die Einsaugung dieses Stoffs
   bewirkt auch bei ihnen eine merkliche
   Unbehaglichkeit. Doch sind diese Pusteln
   von einer weit mildern Natur als die wahren,
   oben beschriebenen, Kuhpocken. So z. B.
   fehlt bei ihnen die blaue oder bleyartige Farbe. Es ist keine Spur von rosenartiger Entzündung und phagedänischer Beschaffenheit
   da. Sie verwandeln sich vielmehr schnell
   in einen trockenen Schorf, ohne die Kühe
   wirklich krank zu machen. Dies Uebel erscheint zu jeder Zeit, doch vorzüglich im
   Frühjahr, wenn die Kühe ihr Winterfutter
   mit der grünen Grasweide vertauschen.
   Auch dann zeigt sich dies Uebel gern, wenn
   sie die Kälber säugen. Es hat gar keine
   Aehnlichkeit mit der Krankheit, die ich ab-
   handeln will, da es gar keine specifische
   Wirkung auf den menschlichen Körper
   äussert. Ich hielt indessen diese Anmer-
   kung für sehr nöthig, damit nicht eine
   Verwechselung dieser beiden Uebel bei
   jemand die trügliche Idee hervorbrächte,
   als wäre er vor der Blattern - Ansteckung
   sicher.

7

I. Fall.

Joseph Merret, jetzt Unter-Gärtner auf
den Gütern des Grafen von Berkeley, stand im
Jahre 1770 hier in der Nähe bei einem Pächter
in Diensten, und verrichtete gelegentlich auch
das Melken. Verschiedene Pferde auf der Meierey bekamen Fussgeschwüre, welche Merret oft
besorgen musste. Die Kühe wurden bald mit
den Kuhpocken befallen, und auch bald darauf
zeigten sich einige Schwären an seinen Händen.
Es folgte Geschwulst und Steifheit des Ach-
selgelenks und eine Unbehaglichkeit, die ihn
einige Tage zu seinen Verrichtungen völlig un-
brauchbar machte. Noch muss ich hier bemerken, dass vor dem Ausbruch dieser Krankheit
unter den Kühen durchaus keine fremde Kuh in
die Meierey aufgenommen war, und dass keine
Magd, die mit den Kuhpocken schon behaftet
war, damals im Dienste stand.

Im Jahr 1795 wurde hier eine allgemeine
Blattern-Impfung vorgenommen, woran auch
Merret mit seiner ganzen Familie Theil nahm.
Es war also seit seinen überstandenen Kuhpocken
ein Zeitraum von 25 Jahren verstrichen. Ob
nun gleich die Blatternmaterie mehrmals auf seine
Haut gebracht ward: so war es mir doch un-

8

möglich, ihn dadurch anzustecken. Es entstand weiter nichts, als eine unbedeutende rosenartige Röthe um den gereizten Stellen der Haut. Eines seiner Kinder bekam sehr viele Blattern, und, ungeachtet er beständig bei dem Kinde zu Hause war, blieb er doch völlig von der Ansteckung frei.

Bemerken muss ich hier, dass ich mir die allergrösste Mühe gegeben habe auszumitteln, ob nicht vielleicht einer von denen, deren Geschichte hier von mir mittgetheilt wird, schon die Pocken vor vielen Jahren überstanden hatte, bevor ich diese Versuche machte.

Wären freilich diese Versuche in einer grossen Stadt, oder in einer sehr volkreichen Gegend angestellt worden, so könnte wohl noch immer einiger Zweifel in Hinsicht ihrer Richtigkeit überbleiben. Aber in meinem Orte, wo die Bevölkerung sehr gering ist, und auch so etwas Wichtiges, wie die Blattern sind, von jedem Einwohner treulich und sorgfältig bemerkt wird, ist eine Unrichtigkeit in meinen Beobachtungen wohl nicht möglich.

II. FALL.

SARAH PORTLOCK, hiesigen Orts, ward vor 27 Jahren mit den Kuhpocken angesteckt. Sie

war damals Magd auf einer benachbarten Meierey.*) Sie hielt sich selbst desswegen vor der
Blattern - Ansteckung frei, und stillte im Jahre
1792 ihr mit den Pocken befallenes Kind. Sie
ward gar nicht krank. Sie blieb die ganze Zeit
in dem Krankenzimmer; man impfte ihr auf beiden Armen die Blattern ein. Der Erfolg war
wie der im ersten Falle.

III. FALL.

JOHANN PHILIPPS, ein Handwerker hiesigen
Orts, hatte schon als 9 jähriger Knabe die Kuhpocken überstanden. Ich impfte ihn in seinem
62sten Jahre, und suchte dazu die allerbeste und
wirksamste Blatternmaterie aus. Ich nahm sie
von dem Arm eines Knaben grade vor dem
Ausbruchsfieber, und impfte ihn unmittelbar
darauf. Es entstand sehr schnell eine stechende
Empfindung an der Impfstelle und einige Röthe,
die aber schon am vierten Tage weniger ausge-

---

*) Ich habe absichtlich gerade einige Fälle
ausgewählt, wo die Kuhpocken schon eine
beträchtliche Zeit vor meinen Versuchen
mit der Blattern - Impfung überstanden waren, um dadurch zu zeigen, dass die Wirkung
des Kuhpockengifts nicht durch die Zeit
aufgehoben werden.

10

breitet war; auch fühlte der Kranke etwas
Schmerz und Steifheit in dem Achselgelenk.
Aber am fünften Tage liessen die Beschwerden
nach. Zwei Tage nachher waren sie völlig ver-
schwunden, ohne irgend eine Wirkung auf den
Körper hervorzubringen.

IV. FALL.

MARIEN BARGE aus Wondford, in diesem
Kirchspiel, wurden im Jahr 1791 die Blattern ein-
geimpft. Es zeigte sich bald eine blassrothe Ef-
florescenz um der Impfstelle, die sich auch etwas
verbreitete, in einigen Tagen aber schon wieder
ohne irgend eine Erscheinung von Blattern-Sym-
ptomen verschwand. *) Sie ist nachher häufig

*) Es ist merkwürdig, dass die Blatternmaterie,
wenn das System nicht dafür empfänglich
ist, weit schneller in der Impfstelle eine
Entzündung bewirkt, als im Fall der wirklichen Erscheinung der Blattern. In der
That ist dies ein sicheres Zeichen, ob die
Ansteckung vor sich gegangen ist, oder
nicht. Es scheint, als wenn durch die Blattern-Ansteckung eine Veränderung in der
Action der Hautgefässe entsteht, welche
dann das ganze Leben hindurch fortdauert.
Auch ist es bemerkenswerth, dass diese frühe
Entzündung der Impfstelle gleich schnell
nach schon überstandenen Kuhpocken und
wirklichen Blattern erfolgt.

11

als Wärterinn bei Blattern-Kranken gebraucht
worden, ohne alle böse Folgen. Diese Frau
hatte vor 31 Jahren die Kuhpocken auf einer benachbarten Meierey überstanden.

V. FALL.

Madame H — ward schon sehr jung mit
den Kuhpocken befallen, und auf einem un-
gewöhnlichen Wege angesteckt. Die Ursache
war, dass sie einige Gefässe zufällig oft in den
Händen gehabt hatte, welche zum Gebrauch ihres Gesindes dienten. *) Das Gesinde war nemlich durch inficirte Kühe beim Melken angesteckt
worden. Es zeigten sich auf ihren Händen viele
Kuhpocken, die sich auch der Nase mittheilten,
wie dies die Entzündung und Geschwulst derselben zeigte. Bald nach überstandenen Kuhpocken ward Madame H — der Ansteckung mit
den wirklichen Pocken ausgesetzt. Hätte sie nur
noch irgend eine Empfänglichkeit für das Blatterngift gehabt, so hätte es in diesem Fall auf

---

*) Wenn einmal die Kuhpocken in den Mol-
    kenhäusern herrschen, so bekommen oft
    selbst diejenigen, welche gar nicht die Kühe
    gemolken haben, die Krankheit, wenn sie
    nur die Milch-Eimer in den Händen gehabt
    haben.

12

sie wirken müssen. Denn sie wartete einen Ver-
wandten, der die Blattern in der bösartigen Heftigkeit hatte, dass er starb.

Im Jahre 1778 grassirten die Blattern zu
Berkeley allgemein. Madame H— hielt sich
noch nicht durch die Kuhpocken vor der Ansteckung gesichert. Ich impfte sie deswegen mit
der wirksamsten Materie. Es folgten gerade
die in den vorigen Fällen erzählten Erscheinungen — eine unbedeutende Röthe am Arm, ohne
irgend eine Wirkung auf die ganze Constitution.

VI. FALL.

In unsern Molkenmeiereyen ist es eine wohl-
bekannte Thatsache, dass alle diejenigen, welche
schon die wirklichen Blattern überstanden haben,
von den Kuhpocken befreiet bleiben, oder doch
nur sehr unbedeutend von ihnen heimgesucht
werden. Sobald sich desswegen die Krankheit
unter dem Viehe zeigt, nimmt man zu seiner
Wartung gern Leute, die schon die Blattern gehabt haben, damit nicht die Geschäfte auf den
Meiereyen in Stockung gerathen.

Im May 1796 zeigten sich auf der Meierey
des Herrn Baker, in hiesiger Nachbarschaft, die

Kuhpocken. Die Krankheit kam von einer Kuh her, die auf einem Viehmarkte in hiesiger Gegend schon inficirt angekauft war. Keine von den 30 Kühen auf der Meierey entging der Ansteckung. Sie wurden nemlich auf einmal gemelkt. Das Gesinde bestand damals in einem Knechte, zweien Milchmädchen und einem jungen Burschen. Diese, sammt dem Pächter selbst, pflegten im Tage zweimal die Kühe zu melken. Alle, nur die eine Magd, mit Namen SARAH WYNNE, ausgenommen, hatten schon die wirklichen Blattern überstanden. Der Pächter und der junge Bursche entgingen gänzlich der Kuhpocken - Ansteckung. Der Knecht und die andere Magd bekamen nur eine einzige Schwäre am Finger und wurden dabei gar nicht krank. SARAH WYNNE entging dem Uebel nicht so leicht. Sie erhielt wirklich die Krankheit von den Kühen, und es zeigten sich die in der Vorrede beschriebenen Zeichen bei ihr in einem so heftigen Grade, dass sie das Bett hüten, und mehrere Tage ihre Geschäfte versäumen musste.

Den 28. März 1797 inoculirte ich dies Mädchen. Ich rieb die Blattern - Materie sorgfältigst in zwei kleine Einschnitte, die ich auf dem lin-

14

ken Arm gemacht hatte, ein. Es entstand, wie gewöhnlich, sehr schnell eine kleine Entzündung um den Impfstellen, die schon am fünften Tage ohne alle weitere üble Folgen völlig verschwand.

VII. FALL.

Obgleich die letzte Erzählung es deutlich beweiset, dass der Körper, nach schon vorher überstandenen wirklichen Blattern, kaum noch für das Kuhpockengift einige Empfänglichkeit behält, und desswegen das Gesinde in diesem Fall angesteckte Kühe ohne Gefahr melken kann, oder doch nur allenfalls sich einige Schwären am Finger ohne allgemeines Erkranken zuzieht, so ist doch die thierische Oekonomie in dieser Hinsicht bisweilen einigen Abweichungen unterworfen, wie dies die folgende Erzählung zeigt.

Im Sommer 1796 zeigten sich die Kuhpocken auf der Meierey des Herrn ANDREWS, einem beträchtlichen zur Stadt Berkeley gehörenden Kuhstande. Auch hier war der Fall, dass eine auf einem benachbarten Jahrmarkte angekaufte schon kranke Kuh die Seuche verbreitete. Die Hausgenossen auf dem Pachthofe bestanden

aus dem Pächter, seiner Frau, zweien Söhnen, einem Knecht und einer Magd. Alle zusammen,
der Pächter ausgenommen, der, aus Furcht vor
der Ansteckung, nicht mit gemolken hatte,
wurden durch das Melken angesteckt. Alle,
ausser dem Knecht, hatten schon die Blattern
überstanden. Aber für diesmal entging keiner
der Melkenden den Kuhpocken. Alle hatten
Pusteln auf den Händen; bey allen war allgemeines Uebelbefinden mit vorangehendem
Schmerz und Steifigkeit des Achselgelenkes.
Doch war ihre Krankheit ohne allen Vergleich
bei weitem gelinder als die des Knechts, der
noch nicht die wirklichen Blattern gehabt hatte.
Dieser musste das Bett hüten; sie hingegen konnten ohne grosse Beschwerde ihre täglichen Ar-
beiten verrichten.

Den 13. Febr. 1797 benutzte ich die Gelegenheit, jenen Knecht, mit Namen WILHELM
RODWAY, zu inokuliren. Beide Arme wurden
mit wirksamer Blatternmaterie geimpft, der
rechte durch leichte Einschnitte, der linke
durch kleine Stiche in die Epidermis. Beide waren am dritten Tage deutlich entzündet; hierauf verschwand die Entzündung in den gesto-
chenen Impfstellen; hingegen blieb am rechten

16

Arm, wo ich *Einschnitte* gemacht hatte, bis zum achten Tage an den Rändern derselben ein rosenartiges Ansehen zurück. Auch fühlte der Kranke eine halbe Stunde lang einige Unbequemlichkeit in der rechten Achselhöle. Jetzt verschwand die Entzündung sehr schnell, ohne im geringsten allgemein auf den Körper gewirkt zu haben.

VIII. Fall.

ELISABETH WYNNE, 57 Jahr alt, lebte schon seit 38 Jahren auf einer benachbarten Meierey. Sie war damals Viehmagd. Die Kuhpocken-Seuche brach unter dem Vieh aus. Sie sowohl, wie das übrige Gesinde, wurden angesteckt; doch war ihre Krankheit sehr unbedeutend im Vergleich mit der bei dem übrigen Gesinde. Es zeigte sich nur eine sehr kleine Pustel auf dem kleinen Finger der linken Hand, und kaum bemerkte man bei ihr einiges Uebelbefinden. Da die Krankheit bei ihr so unbedeutend war, und erst im späten Alter sich bei ihr eingestellt hatte: so benutzte ich die Gelegenheit, an ihr mit den Wirkungen des Blatterngiftes Versuche anzustellen. Ich impfte sie deswegen den 28. März 1797. Ich machte bei ihr 2 Einschnitte an den

linken Arm, in welche ich sorgfältig den Blattern-Eyter einrieb. Es erschien bald eine kleine
Röthe, und bis zum dritten Tage bemerkte sie
eine stechende Empfindung in der Gegend der
Impfwunde. Jetzt verschwanden beide Erscheinungen, so dass man am fünften Tage von ihrem
völligen Wohlseyn überzeugt seyn durfte.

IX. FALL.

Ob nun gleich die Kuhpocken den Körper
vor der Blattern-Ansteckung bewahren, und
überstandene Blattern selbst vor den künftigen
Nachtheilen ihres eigenen Giftes sichern: so zeigt
es sich doch hingegen bisweilen, dass ein und
dasselbe Subject für das *Kuhpockengift* zu
öftern Malen noch empfänglich bleibt, wenn es
gleich diese Krankheit schon völlig überstanden
hatte. Zum Beleg dient folgende Geschichte:

WILHELM SMITH von *Pyrton*, im hiesigen
Kirchspiele, bekam die Kuhpocken im Jahre 1780
bei einem benachbarten Landwirthe. Einige
zum Hofe gehörenden Pferde hatten Fussgeschwüre, und ihm fiel das Loss zu, sie zu besorgen.
Auf die Art ward die Ansteckung den Kühen
mitgetheilt, und von den Kühen wiederum
Smith angesteckt. Auf einer Hand zeigten sich

B

18

verschiedene eyternde Pusteln. Kurz die Erscheinungen waren so, wie oben beschrieben ist.

Im Jahr 1791 brachen die Kuhpocken auf einer andern Meierey aus, wo er damals diente, und er ward von neuem angesteckt. Im Jahr 1794 war dies wieder der Fall. Die Krankheit war zum zweiten und dritten Male bei ihm eben so heftig wie zum ersten Male.*)

Im Frühling 1795 wurde er zweimal inoculirt; das Blatterngift hatte aber nicht die geringste Wirkung auf ihn, und er hat sich seit der Zeit häufig bei Blattern-Kranken, gerade zur Zeit der grössten Ansteckung, ohne alle Gefahr aufgehalten.

X. FALL.

SIMON NICHOLS stand bei Herrn BROMEDGE, einem Güter-Besitzer im hiesigen Kirchspiele, im Jahre 1782 als Knecht in Diensten. Er musste um den schwärenden Fuss eines Pferdes

*) Im allgemeinen ist dies nicht der Fall. Das zweite Mal ist die Krankheit gemeiniglich sehr gelinde. Auch von den Kühen gilt dies, wie ich erfahren habe.

Umschläge legen, und dann auch die Kühe melken. Die Kühe wurden dem zufolge krank;
doch zeigten sich die Pocken erst dann an ihren
Eutern, nachdem er schon mehrere Wochen
das kranke Pferd besorgt hatte. Er verliess den
Dienst bei Herrn Bromedge, und trat auf einer
andern Meierey in Dienste, ohne Pusteln an sich
zu haben. Aber hier wurden dann bald seine
Hände auf gewöhnliche Art mit Pusteln bedeckt.
Er ward sehr krank mit den gewöhnlichen Erscheinungen. Er verheimlichte die Ursache seines Uebels vor seinem neuen Brodt-Herrn, dem
Herrn Cole, und steckte, weil er auch zum
Melken gebraucht wurde, das Vieh mit dem
Kuhpockengift an. Einige Jahre nachher war
Nichols auf einem Pachthofe, wo Blattern
herrschten. Ich inoculirte ihn mit verschiedenen
andern Personen. Er wartete sie während der
ganzen Zeit ihres Aufenthalts im Zimmer. Sein
Arm entzündete sich. Aber weder diese Entzündung, noch auch sein beständiger Aufenthalt bei
den Impflingen wirkten im geringsten auf seine
Constitution.

XI. FALL.

Wilhelm Stimhcomb war mit Nichols
Knecht auf der Bromedgeschen Meierey und

20

ward auch damals von dem Vieh mit den Kuhpocken angesteckt.' Auf seiner linken Hand
entstanden einige sehr um sich fressende Geschwüre, und eine beträchtliche Geschwulst in
der Achselhöhle an eben der Seite. Auf der
rechten Hand zeigte sich nur eine kleine
Schwäre, und die Achselhöle blieb von Geschwulst frei.

Im Jahr 1792 wurden STIMHCOMBEN die
Blattern ohne alle Wirkung gegeben, etwas
Entzündung abgerechnet, die in einigen Tagen
verschwand. Es wurden damals sehr viele geimpft. Einige erkrankten heftiger, als man
gewöhnlich bei geimpften Blattern sieht. Er
leistete absichtlich diesen Kranken stets Gesellschaft; konnte aber nicht die Blattern bekommen.

Als bei diesen Kranken die Blattern ab-
trockneten, erinnerte er sich lebhaft an das Ab-
trocknen seiner vormaligen Kuhpocken, und
bemerkte dabei die grosse Aehnlichkeit beider
Erscheinungen.

XII. FALL.

Die Armen des in dieser Grafschaft bele-
genen Dorfes *Tortworth,* wurden im Jahre

1795 von Herrn HEINRICH JENNER, Wundarzt in Berkeley, geimpft. Es kamen acht derselben zu ihm, die schon mehrmals die Kuhpocken gehabt hatten. Eine von ihnen, mit Namen HESTER WALKLEY, hatte ich im Jahre 1782, wie sie im Dorfe auf einer Meierey diente, an den Kuhpocken behandelt. Aber weder diese Person, noch auch einer von den sieben Uebrigen, erhielten durch diese Impfung und den Aufenthalt bei den kranken Impflingen die Blattern. Dieser Zustand von Sicherheit war um so vortheilhafter, da grade einige dieser Weiber schwanger waren.

XIII. FALL.

Ein Fall ist mir in meiner Praxis vorgekommen, wo schon die aus den Fussgeschwüren der Pferde fliessende Jauche ein allgemeines Uebelbefinden erregte, wodurch das Subject die Empfänglichkeit für das Blatterngift verlor.

In einem andern Falle der Art zeigten sich doch in der Folge dunkle Spuren von wirklichen Blattern. Dann habe ich aber auch eine Beobachtung, wo diese Jauche nicht im Stande war den Blattern vorzubeugen. Vielmehr erschienen sie nachher auf das deutlichste.

22

Thomas Pearce, der Sohn eines Huf-
schmidts und Pferdearztes in hiesiger Gegend,
war nie mit den Kuhpocken behaftet gewesen.
Wie er aber als Knabe in seines Vaters Hause
den Umschlag auf den Fussgeschwüren der Pferde
besorgte, bekam er Schwären an den Fingern,
die ziemlich eyterten, wobei er nicht wenig
erkrankte. Sechs Jahre nachher inoculirte ich
ihn wiederholt am Arm. Ich konnte dadurch
weiter nichts als eine gelinde Entzündung bewirken, die bald nach der Impfung sich zeigte.
Nachher setzte ich ihn, mit eben so wenigem
Erfolge, der natürlichen Ansteckung der Blattern aus. *)

XIV. Fall.

Herr Jacob Cole, ein Pächter hiesiger
Gegend, bekam die gleiche Krankheit. Einige

*) Es ist eine merkwürdige und manchen be-
kannte Thatsache, dass wir sehr häufig, bei
den besten Bemühungen, nicht im Stande
sind, Grobschmiden, die auf dem Lande
immer zugleich Pferdeärzte sind, durch
Impfung mit dem Blatterngift anzustecken.
Entweder widerstehen sie, wie in dem
obenangeführten Falle, gänzlich der Ansteckung, oder die Krankheit entwickelt sich
nicht völlig. Sind wir jetzt nicht im Stande,
dies nach rationellen Gründen zu erklären?

23

Jahre nachher wurden ihm die Blattern gegeben. Er hatte darauf einigen Schmerz in der
Achsel, und fühlte 3 bis 4 Stunden einige Unbehaglichkeit. Es zeigte sich etwas Ausschlag
an der Stirn, doch verschwand er sehr bald,
ohne zu einer gewissen Reife zu kommen.

XV. FALL.

Wenn nun gleich in diesen beiden, eben
erzählten, Fällen die Einsaugung der aus den Fussgeschwüren der Pferde laufenden Jauche vor der
Blatternansteckung fast zu sichern schien; so
zeigt doch nachfolgende Erzählung, dass man
sich hierauf nicht früher verlassen dürfe,
bis nicht erst durch diese Jauche eine Krankheit
an den Eutern der Kühe erzeugt worden ist, die
durch dieses Medium erst sicher auf den Menschen wirkt.

Herr ABRAHAM RIDDIFORD, ein Pächter zu
Stone, in diesem Kirchspiel, erhielt dadurch, dass
er die Fussgeschwüre bei einer Stute verband,
sehr schmerzhafte Schwären in beiden Händen
und Geschwulst in den Achselhölen, wobey er
sehr heftig erkrankte. Ein benachbarter Wundarzt behandelte ihn; er bemerkte die Aehnlichkeit zwischen diesen Schwären und den Kuhpo-

24

cken. Da er die Wirkungen desselben auf den
menschlichen Körper wohl kannte, so gab er
ihm die Versicherung, dass er jetzt vor der Blattern-Ansteckung völlig sicher sey. Aber diese
Versicherung bewährte sich nicht. Denn er
ward 20 Jahre nachher von den Blattern angesteckt, die freilich ihren regelmässigen Verlauf,
unter einer sehr milden Gestalt, nahmen. Die
Pusteln sahen zwar im Ganzen etwas anders
aus, wie wir sie gewöhnlich beobachten, doch
war dieser Unterschied für eine Beschreibung zu
fein. Andere Aerzte, die auf meine Bitte den
Patienten auch besuchten, stimmten hierin meinem Gefühle bei. Indessen blieb gar kein Ver-
dacht in Hinsicht der wirklichen Existenz der
Blattern, da ich mit dem Eyter der Pusteln einige Hausgenossen impfte, worauf *bestimmt*
die Blattern in allen ihren Erscheinungen
folgten.

XVI. Fall.

Sarah Nelmes, ein Milchmädchen in einer
benachbarten Meierey, wurde im Jahr 1796 vom
Vieh mit den Kuhpocken angesteckt. Sie wurde
gerade an einem Flecke in der Hand angesteckt,
wo sie sich kurz vorher mit einem Dorn leicht
geritzt hatte.

25

Eine grosse schwärende Pustel und die übrigen characteristischen Erscheinungen der Krankheit erfolgten. Die Pustel zeigte so deutlich den
Charakter der Kuhpocken, wie sie sich gewöhnlich auf den Händen zeigen, dass ich davon eine
Zeichnung in der beigefügten Kupferplatte gegeben habe. *) Zwei kleinere Pusteln an dem
Handgelenk entstanden auch daher, dass das Gift
in diese Stelle, wo die Oberhaut etwas geritzt
war, sich hineingedrungen hatte. Doch bemerkte ich nicht zu der Zeit, wo ich den Patienten sah, die Bleyfarbe derselben; vielleicht hat
diese auch gänzlich gefehlt; die Pustel an dem
Zeigefinger ist noch in dem frühern Stadio des
Uebels. Eigentlich befand sie sich nicht an der
Hand dieses jungen Mädchens. Die Zeichnung
ist von einer andern Kranken genommen, in der
Absicht, um auch von den ersten Erscheinungen

*) So schön auch die illuminirten Kupfer
des englischen Originals sind: so glaube ich
denn doch, dass sie bei der Beschreibung
einer Krankheit, die, dem Aeussern nach,
so sehr den Blattern änelt, dass man sie auch
mit Recht darnach benannt hat, der Deut-
lichkeit unbeschadet, hätten fehlen können.

Anm. des Uebers.

26

der Kuhpocken eine sinnliche Vorstellung zu
geben.

XVII. FALL.

Um noch genauer den Verlauf der Ansteckung
zu beobachten, wählte ich zur Kuhpocken-Impfung einen blühenden achtjährigen Knaben aus.
Die Materie wurde von der schwärenden Pustel
einer Viehmagd genommen. Ich impfte den
Knaben den 14. May 1796 am Arm durch zwei
feine, einen halben Zoll lange, Einschnitte in die
Haut.

Am siebenten Tage beklagte er sich über ein.
Gefühl von Schwere in dem Achselgelenke.
Am neunten Tage bekam er etwas Frösteln,
verlohr den Appetit, und hatte Kopfweh.
Den ganzen Tag befand er sich offenbar nicht
wohl. Die folgende Nacht war er etwas unru-
hig; aber am folgenden Tage war er vollkommen wohl.

Die Erscheinungen an den Impfstellen waren
in ihrem Fortgange bis zum Stadium der Eyte-
rung auffallend denen ähnlich, die man unter
diesen Umständen beim Blatterngift wahrnimmt.
Die einzige Verschiedenheit, die ich wahrzu-

27

nehmen im Stande war, bestand 1) in der Beschaffenheit der dünnen, durch die Thätigkeit
des Gifts bewirkten, Flüssigkeit, welche eine
mehr dunkle Farbe annahm, und 2) in dem An-
sehn der entzündeten Stellen umher. Dies war
mehr rosenartig, welches nicht bei geimpften
Blattern der Fall ist. Doch verschwand alles dies
schnell ohne alle unangenehme Folgen. Nur
auf den Impfstellen blieben trockene Borken
zurück.

Da der Knabe so leicht die Kuhpockenkrank-
heit überstanden hatte, und man sich überzeugen
wollte, ob er vor den wirklichen Blattern sicher
wäre: so ward er den 1. July mit Blatternmaterie geimpft. Man machte mehrere kleine
Stiche und Einschnitte an beiden Armen. Man
brachte die Materie sorgfältig ein; es erfolgte
aber keine Unpässlichkeit. Man sahe an den
Armen die gewöhnlichen Erscheinungen, die
man bei der Blattern - Impfung nach schon überstandenen Kuhpocken, oder wahren Blattern
wahrnimmt. Nach einigen Monathen wieder-
hohlte man die Inoculation ohne alle Wirkung.

Jetzt wurden meine Untersuchungen über
diesen Umstand unterbrochen, bis endlich der

28

sehr feuchte Frühling im Jahr 1798 mir dazu
wieder Gelegenheit verschafte. Die feuchte Witterung veranlasste nemlich bei den Pferden
die Mauke, wodurch denn auch in mehrern
Kuhständen die Kuhpocken ausbrachen.

Ein zu einer benachbarten Meierey gehöri-
ges Mutterpferd bekam gegen Ende des Februars
1798 Fussgeschwüre, die von den Knechten des
Pachthofes Thomas Virgoe, Wilhelm Wherret und Wilhelm Haynes besorgt wurden. Sie
bekamen davon Geschwüre auf der Hand; die
lymphatischen Drüsen des Arms und der Ach-
selhöhlen wurden enzündet, zugleich Frost,
Hitze, Müdigkeit und Gliederschmerzen. Ein
einziger Paroxysmus hob die Krankheit. In 24
Stunden war ihr Uebelbefinden verschwunden;
nur blieben die Handschwären zurück. Haynes
und Virgoe, die schon die wirklichen Blattern
durch Inoculation gehabt hatten, beschrieben
ihre Gefühle gerade wie die waren, welche sie
bei ihren inoculirten Blattern gehabt hätten.
Wherret hatte noch nicht die Blattern gehabt.
Haynes musste täglich melken, und so zeigte
sich denn auch die Krankheit unter den Kühen,
ungefähr 10 Tage nach der ersten Besorgung
des kranken Mutterpferdes. Ihre Euter bekamen

29

die gewöhnlichen Schwären; die Pusteln waren
bläulich; doch durch frühzeitige Behandlung
heilten sie bald.

XVIII. FALL.

JOHANN BAKER, ein fünfjähriges Kind, ward
den 16. März 1798 inoculirt. Man nahm die
Materie von Thomas Virgoe's Hand, die, wie
ich erzählt habe, von dem Mutterpferde war inficirt worden. Am sechsten Tage ward er krank
mit allen Symptomen der Kuhpocken. Am achten war er wieder völlig hergestellt.

Die Pusteln auf dem Arm hatten ein abwei-
chendes Aussehen. Sie glichen freilich immer
etwas den wirklichen Blatterpusteln, doch nicht
so sehr wie die ächten Kuhpocken.

Wir haben schon oben bemerkt, dass dies
Pferdegift, wenn es auch den menschlichen Körper wirklich ansteckt, doch nicht vor den wirklichen Blattern sichert, dass hingegen die Kuhpockenmaterie dieses vermag.

Ob das Pferdegift, durch seinen Uebergang
in den *menschlichen* Körper, und nachherige
Uebertragung aus demselben in einen andern
Körper, wie in diesem XVIII. Falle, eben diese

30

Eigenschaft haben werde, muss jetzt noch ent-
schieden werden. Dazu wäre auch Gelegenheit
gewesen, wenn nicht der Knabe bald nach diesem Versuch ein Faulfieber in einem Werkhause
bekommen hätte, welches mich an der Blattern-
Impfung behinderte.

XIX. FALL.

WILHELM SUMMERS, fünf und ein halbes
Jahr alt, wurde mit Baker an einem Tage
inoculirt. Bei ihm nahm man die Materie
von den Eutern einer Kuh. Den sechsten Tag
ward er krank, brach einmal, und fühlte die
gewöhnlichen leichten Beschwerden. Am achten Tage war er völlig wohl. Der Fortgang in
der Pustelnbildung war, wie im XVII. Falle beschrieben ist; nur fehlte ihnen das bläuliche
Ansehen.

XX. FALL.

Mit WILHELM SUMMERS Materie ward WIL-
HELM PEAD, ein achtjähriger Knabe, den 28. März
inoculirt. Am sechsten Tage entstand Schmerz
in der Achsel. Am siebenten zeigten sich die
bei geimpften *Blattern* gewöhnlichen Er-

scheinungen, welche erst nach 3 Tagen wichen.
Die Aehnlichkeit mit dem Blatternausbruchsfieber
war in diesem Falle so auffallend, dass ich seine
ganze Haut untersuchte. Ich vermuthete Ausschlag, bemerkte aber keinen. Die Impfstelle
hingegen und ihr Umfang hatten völlig das Aussehen von geimpften wirklichen Blattern.

XXI. FALL.

Am 5. April wurden mehrere Kinder und Erwachsene von Peads Materie geimpft. Meistentheils erkrankten sie am sechsten Tage. Am siebenten waren sie schon wieder wohl. Drei indessen wurden von neuem etwas befallen. Die
Ursache war eine ausgebreite rosenartige Entzündung um den Impfstellen. Die Pustel war
ziemlich gross, ungefähr wie ein halbes Six-pen-
ce-Stück, und schmerzte. Einer von diesen dreien
war ein halbjähriges Kind. Merkurialsalbe, die
man unter ähnlichen Umständen auch bei den
Blattern empfielt, bob hald diese Beschwerde.

HANNAH EXCELL, ein gesundes siebenjähriges
Mädchen, wurde an drei Stellen am Arm geimpft. Die Pusteln glichen am zwölften Tage
vollkommen den inoculirten Blattern. Ich glaube, dass selbst der erfahrenste Blattern-Inocula-

32

teur kaum eine Verschiedenheit würde bemerkt
haben. Der Unterschied ist nun der, dass bei
den geimpften Kuhpocken die in den Pusteln
enthaltene Flüssigkeit zuletzt noch dünn bleibt,
da sie hingegen bei den geimpften Blattern
eytrig wird.

XXII. Fall

Am 12. April wurden mit der Materie dieses Mädchens folgende Kinder geimpft:

Johann Mecklove, $1\frac{1}{2}$ Jahr alt.

Robert F. Jenner, 11 Monath alt.

Maria Pead, 5 Jahr alt.

Maria James, 6 Jahr alt.

Robert F. Jenner wurde nicht inficirt. Bei den
übrigen wurde der Arm auf gewöhnliche Art
entzündet und sie erkrankten. Da ich aber aus
der Erfahrung vorhergehender Fälle eine rosenartige Entzündung noch immer befürchtete: so
entschloss ich mich zu einem Versuch, die Ursache des Erysipelas zu entfernen. Nachdem
nemlich die Kinder 12 Stunden lang mit der
Krankheit befallen waren, brachte ich bei zweien
Kranken auf das, von der Materie gebildete,
Bläschen ein gelindes Aetz-Mittel aus gleichen
Theilen Seife und lebendigen Kalk, welches

ich 6 Stunden liegen liess *). Es machte den
Kindern nur wenigen Schmerz, und ich erreichte
dadurch meine Absicht, dem Erysipelas vorzubeugen. Ja es leistete noch mehr; denn schon
nach einer halben Stunde verschwand das Uebelbefinden der Kinder gänzlich **). Vielleicht war
indessen diese Vorsicht dennoch überflüssig.
Denn bei Maria Pead, wo ich das Aetz - Mittel
nicht angewandt hatte, trocknete die Impfstelle
sehr schnell, ohne dass die Rose hinzutrat.

XXIII. FALL.

Man inoculirte I. BERGE, einen siebenjährigen
Knaben, mit der Materie dieses Kindes. Er ward
am achten Tage krank. Seine Krankheit endigte
sich mit den gewöhnlichen leichten Erscheinungen.

Bei den vielen vergeblichen Versuchen, nach
überstandenen Kuhpocken die wirklichen Blattern durch Impfung hervorzubringen, schien es
mir überflüssig, allen diesen Patienten die Blattern

---

*) Vielleicht würden einige Berührungen mit
dem ätzenden Lungensalze eben dies ge-
leistet haben.

**) Welche Wirkungen würde diese Behand-
lung bey inoculirten Blattern haben?

C

34

einzuimpfen. Doch machte ich bey Wilhelm Summers den Versuch. Ich nahm dazu den frischesten Eyter. Mein Versuch war fruchtlos. Mein Neveu, Heinrich Jenner, impfte die beyden andern Knaben, und schrieb mir darüber folgendes: „Ich habe Pead und Berge geimpft, „welchen Sie neulich die Kuhpocken gegeben „hatten. Am zweyten Tage zeigte sich an den „Impfstellen ein blassrother entzündeter Hof. „Am dritten Tage nahmen diese Erscheinungen „zu, und die Arme juckten sehr. Am vierten „Tage liess die Entzündung deutlich nach. Am „sechsten Tage war sie kaum noch sichtbar. „Keine Spur von Erkranken."

„Um mich von der Wirksamkeit der ange-„wandten Blatternmaterie zu überzeugen, impfte „ich auch eine Person, die noch nicht die Kuhpo-„cken gehabt hatte. Hier erfolgten sichtbar die „Blattern."

Diese Versuche gewährten mir viele Genugthuung und Vergnügen. Sie zeigten, dass das Gift, durch seinen Uebergang zu andern menschlichen Körpern, in fünf Gradationen nichts von seiner eigenthümlichen Wirksamkeit verliere. Joh. Berge war nemlich der fünfte, der von

35

Wilhelm Summers so *gradatim* angesteckt war. Dieser letzte bekam die Krankheit von einer Kuh.

Ich will jetzt diese Untersuchung mit einigen allgemeinen Bemerkungen über diesen und verwandte Gegenstände beendigen.

Ob ich gleich glaube, dass jetzt fernere Beweise für meinen Satz: „dass die Kuhpocken „den menschlichen Körper vor der Blattern-Ansteckung sichern" überflüssig sind: so kann ich doch mit inniger Freude anzeigen, dass Lord Sommerville, Präsident der landwirthschaftlichen Gesellschaft, meinen Aufsatz mit den Nachrichten des Herrn Dolland, eines Wundarztes in einer entfernten Molkengegend, übereinstimmend fand. Was seine Meinung anbetrift, „dass die „Quelle der Infection eine specifike, krankhafte, „in den Pferden erzeugte, Materie sey;" so halte ich die von mir angeführten evidente Gründe für dieselbe hinreichend, obgleich ich nicht diesen Satz durch eigne, unter meinen Augen selbst angestellte, Versuche zu prüfen im Stande bin.

Die, welche noch keine Fertigkeit im Experimentiren haben, kennen nicht die manchen da-

C 2

'36

mit verbundenen Schwierigkeiten, wodurch es
schwer wird, sie für vollkommen entscheidend zu
halten. Indessen nehme ich keinen Anstand,
über den Ursprung der Kuhpocken Folgendes
festzusetzen, dass sie nemlich nie unter den Kühen erscheinen (den Fall ausgenommen, wo eine
schon angesteckte Kuh, oder schon angestecktes
Gesinde das Gift verbreiten,) wenn sie nicht
von einem Menschen gemolken werden, der zu
gleicher Zeit Pferde an der bekannten Fuss-Krank-
heit behandelt. *)

Die so trockne Witterung im Frühling 1799
war meiner Absicht, über diese Krankheit noch
mehr Versuche anzustellen, nicht günstig. Be-
kanntlich befördern die im Frühjahr gewöhnlichen kalten Regen sehr diese Fusskrankheit der
Pferde. Für diesmal bemerkte man also nicht
die Kuhpocken in hiesiger Gegend.

Die Wirksamkeit des Gifts nimmt auffallend
zu, wenn es von den Pferden zu den Eutern der
Kühe übergegangen ist. Denn es ist ein seltener
Fall, dass die Pferde unmittelbar den Knechten die
Handschwären znführen. Eben so selten ist es

*) S. den Vorbericht des Uebersetzers.

aber auch, dass Milchmädchen, wann sie inficirte
Kühe melken, der Ansteckung entgehen. Das
Gift ist gleich im Anfange der Krankheit schon
sehr wirksam, ehe es ein eyterartiges Ansehen bekömmt. Ja beinahe mögte ich glauben,
dass seine Wirksamkeit, sobald es sich wie Eyter zeigt, abnimmt. Mit Grunde glaube ich*),
dass die dünne und dunkelgefärbte Flüssigkeit,
die aus den so eben entstandenen Rissen der Pfer-
defüsse fliesst, und der Flüssigkeit rosenartiger
entzündeter Blasen änelt, die Krankheit am ersten hervorbringt. Ich bin darüber mit mir
noch nicht einig, ob die Euter zu jeder Zeit für
die Infection empfänglich sind. Die Erscheinung des Uebels im Frühling und dem Vor-
sommer, zu welcher Zeit die Kühe überhaupt
vorzüglich Ausschlägen unterworfen sind, bringt
mich auf die Muthmassung, dass sie nur in
diesem Zeitpunkte für das Pferdefussgift empfänglich sind. Versuche müssen hier entschei-
den. Aber ist einmal das Kuhpockengift erzeugt:

---

*) Man kann sich sehr leicht aus den alten
    Fussgeschwüren bey den Pferden Eyter ver-
    schaffen. Diesen habe ich oft durch Lan-
    zetten-Stiche in die gesunden Euter der
    Kühe eingebracht. Es entstand dadurch
    nur eine simple Entzündung.

38

so wiedersteht das Vieh nicht länger der Ansteckung, wenn es von inficirten Händen gemolken wird.

Ob die Kuhpocken- und die Pferdefuss-Ma-
terie die gesunde unverletzte Haut des menschlichen Körpers angreift, kann ich nicht gewiss bestimmen. Wahrscheinlich nicht; die Stellen
ausgenommen, wo die Epidermis sehr dünn ist,
Z. B. an den Lippen. Ein Mädchen zog sich dadurch eine Verschwärung des Mundes zu, dass es
den, mit einer Kuhpocke behafteten, Finger in
den Mund steckte, um den Schmerz durch Blasen
des Odems zu vermindern. Die Hände der
Viehmägde sind, vermöge der Art ihrer Beschäf-
tigungen, beständigen Verletzungen ihrer Epidermis ausgesetzt, wodurch sie dann beständig für
das Kuhpockengift empfänglich bleiben.

Es ist merkwürdig, dass das Kuhpockengift,
welches doch dem Körper die Empfänglichkeit
für das Blatterngift benimmt, ihn doch in Hinsicht seiner eignen künftigen Wirkung auf denselben nicht völlig sichert. Ich habe schon
oben*) ein Beyspiel zum Beleg angeführt. Hier
ist ein neues.

*) S. den IX. Fall.

39

Elisabeth Wynne hatte die Kuhpocken im Jahr 1759. Im Jahr 1797 wurden ihr ohne Wirkung die Blattern geimpft. Im Jahr 1798 bekam sie von neuem die Kuhpocken. Ich sah sie den achten Tag nach der Ansteckung. Müdigkeit, abwechselnd Frost und Hitze, Kälte der Extremitäten, ein schneller und unordentlicher Puls. Vor diesen Erscheinungen war Achselschmerz vorhergegangen. Auf ihrer Hand war eine grosse schwärende Pustel.

Auch ist es merkwürdig, dass das Gift, welches, ehe es von den Pferden durch Vermittelung der Kühe dem Körper zugeführt wird, unzuverlässig ist, dann erst wirksamer wird, und Blattern-ähnliche Erscheinungen hervorbringt, wodurch der Körper auf immer vor der Blatternansteckung bewahrt bleibt.

Darf man jetzt nicht mit Grunde muthmassen, dass die Quelle des Blatterngifts eine ganz specifike Materie sey, die durch Krankheit in dem Pferde gebildet wird, und dass hin und wieder entstandene zufällige Ursachen diese Materie allmälig so verändert haben, dass die Blattern jetzt unter der bösartigen und verheerenden Gestalt erscheinen? Wenn wir

40

ferner die Veränderung, die erst durch den Uebergang zu den Kühen in dem Kuhpockengift
entstehen, betrachten: dürfen wir dann nicht
mit Grunde muthmassen, dass viele, unter uns
herrschende, ansteckende Krankheiten nicht aus
einer einfachen, sondern aus mehrern zusammen-
gesetzten Ursachen herzuleiten sind? z. B. ist es
nicht leicht denkbar, dass die Masern, das
Scharlachfieber, die mit Hautausschlage verbundene bösartige Bräune, alle aus einer und derselben Quelle *ursprünglich* herkommen, und
dass diese Uebel nur durch neue Combinationen
ihrer ursprünglichen Quelle mit andern Zufällig-
keiten in ihrer Form verschieden sind? Eben
diese Frage wird man bei vielen andern sich sehr
analogen Ansteckungskrankheiten aufwerfen
können.

Die wirklichen Blattern zeigen sich gewiss
unter mancherlei Formen, und die Eintheilung
in Zusammenfliesende und Einzelne ist nicht be-
friedigend. Vor 7 Jahren zeigte sich in dieser
Gegend von Gloucestershire, sowohl in den Städ-
ten wie auf dem Lande, eine so milde Art von
Blattern, dass man von gar keiner Tödlichkeit
hörte. Die unteren Volksklassen waren dabei
so dreist, dass sie gar nicht den Aufenthalt bei

41

Blatternpatienten scheuten, als wenn in diesem
Falle die Krankheit nicht ansteckend wäre. Man
hörte nichts von zusammenfliessenden Blattern.
Sie waren fast noch gutartiger als die geimpften. Die Ursache konnte nicht in der Beschaffenheit der Luft und der Jahreszeit liegen;
denn ich beobachtete ein ganzes Jahr hindurch
ihren Verlauf, ohne eine Veränderung in ihrem
allgemeinen Charakter wahrzunehmen. Ich be-
trachte diese Epidemie wie eine Spielart (*variety*)
der Blattern *).

Ich habe schon in einigen der vorhergehenden Fälle der Aufmerksamkeit erwähnt, die ich
auf die Beschaffenheit des Blattern-Eyters richtete,
wenn ich nach überstandenen Kuhpocken damit
die Patienten impfte. Ich hielt diese Aufmerksamkeit bey meinen Versuchen für höchst wich-
tig. Hätten die Blattern-Impfer stets auf die
Beschaffenheit der Impfmaterie Rücksicht genommen, so wäre manches Unglück und Verwirrung
dadurch vermieden worden. Um die Nothwen-

---

*) Dr. *Hicks* zu Bristol, der damals sich in
 Gloucester als Hospital-Arzt aufhielt, wo
 sich die Blattern bald zeigten, machte hierüber viele Beobachtungen, die er durch
 den Druck bekannt machen will.

42

digkeit dieser Vorsicht recht dringend zu machen, erlaube ich mir einige Abschweifung. Ich habe mehrere Fälle beobachtet, wo begangene Fehler dieser Art manches Unglück stifteten.

Ein jetzt verstorbener angesehener Arzt, der vor mehreren Jahren in dieser Gegend impfte, bewahrte gemeiniglich seinen Blattern-Eyter auf baumwollenen oder leinenen Fäden. Er steckte diese befeuchtete Fäden in ein Glas, propfte es zu, und steckte es in die warme Westentasche. So war wohl eine schnelle Fäulniss des Eyters unvermeidlich. Er impfte damit oft erst nach mehrern Tagen.

Die Impfstellen entzündeten sich, die Achsel Drüsen schwollen auf, es entstand Jucken und oft auch Ausschlag. Was war dies nun für eine Krankheit? Die Blattern gewiss nicht. Denn da der Eyter durch die Fäulniss seine specifiken Eigenschaften verlohren hatte, so war er auch nicht mehr im Stande, ächte Blattern hervorzubringen. Die Impflinge waren deswegen noch immer in Gefahr der Blatternansteckung, gleich den Nicht-Inoculirten, und viele, die sich schon völlig sicher glaubten, wurden noch ein Schlachtopfer dieser Krankheit. Man erlaube mir hier noch ei-

43

nige praktische Winke in Hinsicht der Inoculation.

Es sind mir keine Versuche darüber bekannt,
ob in dem Falle, dass nur die Haut geritzt wird,
die Quantität des Eyters auf die Heftigkeit der
Krankheit Einfluss habe. Wird aber die Haut
durchschnitten, so dass die Incision bis in die
Fetthaut dringt, so bin ich überzeugt, dass die
nachfolgende Krankheit sehr heftig seyn werde.
Ich kannte einen Praktikus, dessen Grundsatz
war " so tief einzuschneiden, bis sich etwas Fett
zeigte, " und dann hierin zu impfen. Ich suche das von dieser Methode so oft entstandene
Unglück in der fehlerhaften Impfung dieses
Arztes.

Ein anderer Praktikus hatte, wie ich mich
noch sehr gut entsinne, die Methode, die Haut
mit der Pincette aufzuheben, und durch dieselbe
mit der Nadel einen in Blatternevter getauchten
Faden zu ziehen. Der Faden blieb in dem durch-
stochenen Gange liegen, und kam also mit der
Zell-Haut in Berührung. Diese Methode hatte
eben den schlimmen Erfolg. Ob jetzt wohl nicht
leicht ein Arzt noch diese rohe Verfahrungsart
absichtlich befolgen wird: so dient doch diese

44

Beobachtung dazu, selbst bei dem Lancetteneinschnitte sehr behutsam zu seyn, wenn ganz junge Kinder, die eine so dünne Haut haben, geimpft werden.

Mein verehrungswürdiger Freund, der Doctor Hartwicke zu Sodbury in hiesiger Gegend, impfte schon vor der Bekanntmachung der Suttonschen neuen Methode sehr viele Subjecte mit einem solchen Glücke, als die Suttonsche Methode nur immer haben kann

Hartwicke machte einen möglichst feinen Einschnitt in die Haut, worin er den mit Materie gekränkten Faden legte. Sobald die Impflinge erkrankten, mussten sie, nach damaligem Gebrauch, sich zu Bett legen und warm halten. Ist es nicht sehr wahrscheinlich, dass der glückliche Erfolg der neuern Methode mehr in der Art, die Materie zu appliciren, als in der nachherigen Behandlung liegt?

Ich will hiemit gar nicht sagen, dass nicht kühle Luft und kaltes Wasser-Trinken, wenn der Patient heiss und durstig ist, das Fieber und den Ausschlag vermindern werden. Aber um meine vorige Bemerkung zu wiederholen, ich kann mir nicht das Glück des einen Praktikers und das Unglück des andern erklären, die beide in Hinsicht der allgemeinen Behandlung nach einerley Grundsätzen verfahren, wenn ich es nicht in den verschiedenen Impfmethoden selbst suchen soll. Da nemlich die Blattern-Krankheit nicht sowohl in dem eingeimpften und eingesogenen, sondern vielmehr in dem, durch einen ganz eigenthümlichen Process in der thierischen Oeconomie durch die Impfung erst neu erzeugten, Gifte besteht, ist es nicht wahrscheinlich, dass ganz verschiedene Theile des menschlichen Körpers auf eine ganz verschiedene Art dies Gift produciren und modificiren? Freilich ist nicht nur die Oberhaut, sondern auch die Fetthaut und das Malpighische Netz im Stande, Blatternmaterie zu erzeugen, wenn einige Partikeln dieses Gifts ursprünglich diese Theile reizen. Ich glaube indessen mit Grunde, dass jeder dieser Theile die Quantität des Eyters specifisch verändert und zwar schon ehe das allgemeine Erkranken eintritt. Was für ein anderer Unterschied findet zwischen natürlichen und geimpften Blattern statt? Ist es denkbar, dass die Partikeln des Blatterngifts mit seiner ganzen Virulenz

46

durch Einsaugung unverändert in die Blutmasse treten? Ich zweifle. Denn müsste nicht in diesem Fall in einigen Epochen der Blatternkrankheit das Blut so sehr mit Gift-Theilchen geschwängert seyn, um damit wiederum impfen zu können? Versuche haben aber das Gegentheil bewiesen. Hingegen kann die Blatternmaterie, wenn sie auch ziemlich mit Wasser verdünnet ist, noch immer zur Inoculation gebraucht werden. Doch subtile Untersuchungen dieser Art liegen ausser meinem Plane.

Die Zeit, wann sich zuerst die Kuhpocken bei uns zeigten, weiss man nicht. Unsere ältesten Landleute kennen sie schon; ihre Erscheinungen waren damals schon grade wie jetzt. Ihre Verwandtschaft mit den Blattern kannten sie indessen nicht, als welche wahrscheinlich erst nach der allgemeinen Einführung der Impfung entdeckt ward.

Die Entstehung des Uebels in hiesiger Gegend ist indessen wahrscheinlich noch nicht sehr alt. Denn in vorigen Zeiten war bei uns das Melken nur eine weibliche Beschäftigung, so wie dies jetzt noch von vielen Molkengegenden gilt, weswegen denn auch die Kühe

von der ansteckenden Materie, die durch Vermittelung der Knechte von den Pferden ihnen
zugeführet wird, damals frey blieben. *) Jetzt
sind die meisten hiesigen Landwirthe seit kur-
zem mit der Theorie der Krankheit bekannt,
und dadurch ist viel Gutes gestiftet. Ich glaube
gern, dass die jetzigen Vorsichtsmaassregeln die
Kuhpocken entweder völlig vertilgen, oder doch
sehr selten machen werden.

Darf man jetzt noch wohl fragen, ob diese
Untersuchungen nur speculatif und ohne praktischen Nutzen sind? Meine Antwort ist: Die Blattern Inoculation — bei allen ihren glücklichen
Wirkungen — bei allen ihren nachherigen Ver-
vollkomnungen — bewirkt doch nicht selten
Verunstaltungen der Haut, und ist — selbst bei
der besten Behandlung — bisweilen tödtlich.

Ihre Anwendung verursacht deswegen stets
einige Unruhe. Von den Kuhpocken hingegen

*) In Irland ist die Krankheit unbekannt.
Das Molkenwerk wird da nur von Weibern
verrichtet. Selbst der geringste Leibeigne
würde diese Beschäftigung für schimpflich
und unerträglich halten.

48

habe ich nie einen schlimmen Ausgang erfahren;
selbst dann nicht, wann sie sich unter schwieri-
gen Umständen z. B. einer ausgebreiteten Entzündung des Arms und der Hände zeigten. Da
sie nun die Constitution vor der Blatternansteckung sichern; so verdienten sie vor der Blatternimpfung um so mehr den Vorzug, da in
manchen Familien die Blattern sich aus einer
eignen Disposition der Körper in einer fürchter-
lichen Gestalt zu zeigen pflegen. Bei den Blattern haben wir oft einen zu starken Ausschlag
zu befürchten, bei den Kuhpocken hingegen erscheinen keine Pusteln; sie stecken auch nicht
durch ihre Ausdünstung an, daher denn ein
Subject daran leiden kann, ohne seine Familie
und die Gegend mit Schrecken zu erfüllen. Das
erste Kind, dem ich die Kuhpocken impfte,
schlief während der Behandlung bei zweien seiner Geschwister, die weder Blattern noch
Kuhpocken schon gehabt hatten, ohne sie anzustecken.

Ein Frauenzimmer, welches ziemlich viele
Kuhpocken hatte, und auf dessen Händen sich
mehrere schwärende Stellen zeigten, schlief bei
ihrer Freundin, ohne sie anzustecken. Eine Amme

49

stillte unter diesen Umständen ein Kind ohne Gefahr.

Auch in anderen Hinsichten hat die Kuhpockenimpfung Vorzüge vor der Blatternimpfung. Wie oft sehen wir nicht die nachtheiligsten Wirkungen von der Blatternimpfung bei skrofulöser Anlage? Diese Wirkungen scheinen nicht unmittelbar von der Krankheit abzuhängen. Sie zeigen sich oft gerade da am meisten, wo die Krankheit sehr sanft verlief. Einige Constitutionen wurden aus einer unerklärlichen Idiosynkrasie durch die Blatternimpfung nicht angesteckt. Solche Subjecte leben deswegen stets in Furcht vor einer Ansteckung. Jetzt haben wir also das sicherste Mittel für diese Furcht. Die Kuhpocken erregen stets etwas Fieberbewegungen. Würde es sich nicht nach physiologishen Gründen beweisen lassen, dass ihre Impfung deswegen bei manchen chronischen Uebeln sich heilsam zeigen könne?

Ich sagte so eben, dass die Kuhpocken etwas Fieber erregten. Ein Beispiel habe ich indessen, wo das Gift bloss örtlich wirkte. Es ist aber nicht im Geringsten wahrscheinlich, dass das

D

50

Subject sowohl für das Kuhpocken - als Blattern-Gift unempfänglich sey.

Elisabeth Sarsenet war zu Newpark Viehmagd. Vieh und Gesinde hatten die Kuhpocken. Sie bekam Hand - Schwären, ohne Achsel - Drüsen-Geschwulst und ohne allgemeines Erkranken. Nachher bekam sie die natürlichen Blattern sehr mild. Eine andere Magd daselbst hatte damals auch die Kuhpocken. Sie hatte mehrere Schwären auf den Händen und war einige Tage recht krank. Ich impfte ihr nachher ohne alle Wirkung die Blattern ein. Auch dieser Fall zeigt die Analogie beider Gifte.

Folgende Beobachtung macht es sehr wahrscheinlich, dass nicht bloss die Fersen der Pferde, sondern auch andere Theile desselben im Stande sind, das Kuhpockengift zu erzeugen. Es zeigte sich eine ausgebreitete, rosenartige Entzündung oben am Schenkel bei einem saugenden Füllen auf der Meierey des Herrn Mellet zu Rockhampton. Die Entzündung zog sich mehrere Wochen in die Länge, und endigte sich in drey bis vier kleine Abscesse. Die Pferde - Knechte, welche dies kranke Füllen mit Umschlägen besorgten,

melkten auch die Kühe. Das Vieh bekam sämmtlich die Kuhpocken. Von den Kühen wurde
wiederum die Frau, ein Knecht und eine Magd
angesteckt. Der Knecht, der schon die wirklichen Blattern gehabt hatte, fühlte wenig von der
Krankheit. Eben dies war der Fall bei der Magd,
weil sie schon vor einigen Jahren die Kuhpocken überstanden hatte. Die Frau hingegen,
welche beide Krankheiten vorher noch nicht
gehabt hatte, erkrankte sehr heftig.

Es ist kaum zu bezweifeln, dass diese, von
dem Füllen ursprünglich herrührende, Krankheit
die *wahren* und nicht die *falschen* Kuhpocken
waren *). Die Beobachtung würde indessen noch
genugthuender gewesen seyn, wenn man die
Blatterninoculation bei der Frau hätte versuchen
dürfen, woran einige individuelle Gründe mich
hinderten.

Hier endigt sich meine, auf Versuche gegrün-
dete, Untersuchung. Ich habe mir freilich einige
Muthmassungen erlaubt, um Aerzten, die Gelegenheit haben, ähnliche Untersuchungen zu

---

*) Siehe die Note hinter der Vorrede.

52

machen, Veranlassung zu tieferen Forschungen zu geben. Ich will indessen meine Beobachtungen noch immer fortsetzen, weil ich dadurch der Menschheit nützlich zu seyn hoffe.

GEDRUCKT BEI IOH. THOM. LAMMINGER
Hofbuchdrucker.

Bilder

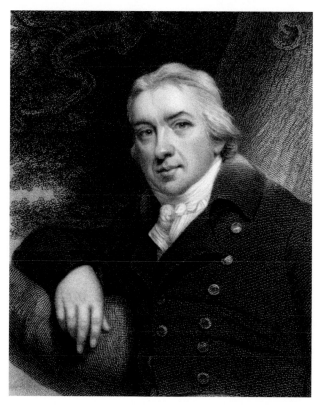

Edward Jenner (1749–1823)
Radierung um 1800 (J.R. Smith pinx; E. Scriven sc.) – Bildarchiv IGM Heidelberg

© Springer-Verlag Berlin Heidelberg 2016
W. U. Eckart (Hrsg.), *Jenner*, Klassische Texte der Wissenschaft,
DOI 10.1007/978-3-642-41679-8

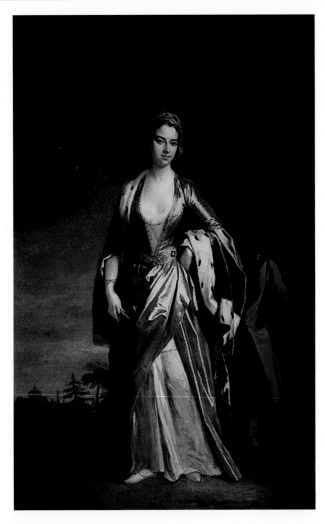

Lady Mary Wortley Montagu (1689–1762)
Öl auf Leinwand ca 1725/6; Maler: Jonathan Richardson (1665–1745) – Bildarchiv IGM Heidelberg

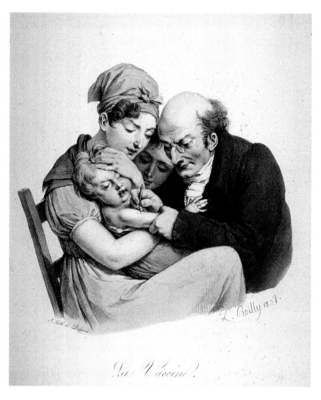

La Vaccine
Impfkarikatur 1827 von Louis Léopold Boilly (1761–1845); Farblithographie (Delpeche) – Bildarchiv IGM Heidelberg

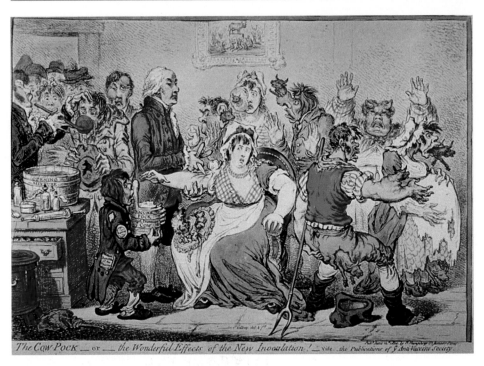

The Cow-Pock – or – the Wonderful Effects of the New Inocultion – Anti-Vaccine Society
Impfkarikatur 1802, Farblithographie von James Gillray (1756–1815); Druck: London, H. Hum-
phrey, 12. Junio 1802: ein überfüllter Raum, in dem sich ein Arzt (Jenner) anschickt, eine junge
Frau zu impfen. Um sie herum demonstrieren Patienten die Auswirkungen des Impfens. Aus den
unterschiedlichsten Körperteilen wachsen ihnen kleine Kühe. – Bildarchiv IGM Heidelberg

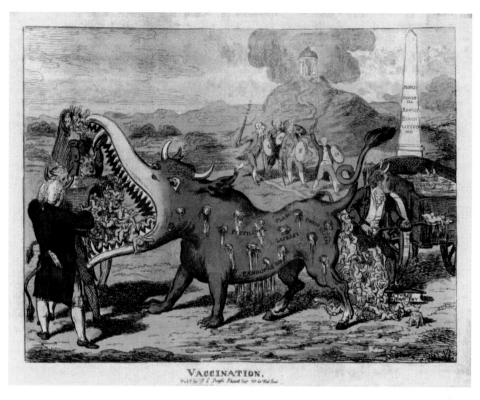

VACCINATION.

Vaccination

Impfkarikatur 1805; kolorierte Radierung von F.L. Smith; Titelillustration zu William Rowley's
Kampfschrift Cow-Pox inocultion no security against small-pox infection (1805): Ein kuhähnliches
Monster wird mit einem Korb voll geimpfter Kinder gefüttert. Nach der Verdauung werden die
Kinder mit Hörnern auf den Köpfen ausgeschieden. – Bildarchiv IGM Heidelberg

Literatur

Verwendete Literatur

Ballhorn, Georg Friedrich, Christian Friedrich Stromeyer: Traité de l'inoculation vaccine avec l'exposé et les résultats des observations faites sur cet objet à Hannovre et dans les environs de cette capitale, Leipzig 1801.

Baron, John: The Life of Edward Jenner, London 1838.

Baxby, Derrick: Edward Jenner's smallpox vaccine – The riddle of vaccinia virus and its origin, London 1981.

Blattern und Schutzimpfung: Denkschrift zur Beurteilung des Nutzens des Impfgesetzes vom 8. April 1874 und zur Würdigung der dagegen gerichteten Angriffe, bearb. Vom Reichsgesundheitsamt, 4. Aufl., Heidelberg 1925, S. 17–18.

Bräutigam, Eva: Die natürliche Erziehung in Jean-Jaques Rousseaus Émile zwischen Kultur und Natur, Leipzig 2014.

Frick, Karl: Zur Geschichte der ersten Schutzpocken-Impfungen im Rheinland, in: Sudhoff's Archiv für Geschichte der Medizin und der Naturwissenschaften 43 (1959), 276–278.

Giel, Franz Seraph: Bemerkungen über die seit mehreren Jahren wieder ausgebrochenen Menschenblattern, und deren Entstehungsursache, nebst Angabe des Abwendungsmittels dagegen; als ergänzender Nachtrag zu der Schrift: Die Schutzpockenimpfung in Bayern [...], in: Zeitschrift für Staatsarzneikunde 16(1836), S. 339–367.

Gins, Heinrich A. (Hg.): Aus der Zeit der Einführung des Jenner'schen Schutzimpfungsverfahrens in Preußen, in: Arch. F. Gesch. Math. Nat.-Wiss. u. Technik 2 (1928), 80–87.

Guttstadt, Albert: Die Pockenepidemie in Preußen, insbesondere in Berlin 1870/72, in: Zeitschrift des Königl. Preußischen Statistischen Bureau 13(1873), S. 119

Hammarsten, J. F.; W. Tattersall, and J. E. Hammarsten, Who discovered smallpox vaccination? Edward Jenner or Benjamin Jesty?, in: Trans Am Clin Climatol Assoc. 90 (1979), S. 44–55.

Henig, Eva-Maria, Fritz Krafft: Die lange Geschichte der Pockenimpfstoffe in Deutschland (http://www.uni-duesseldorf.de/kojda-pharmalehrbuch/apothekenmagazin/Fortbildungsartikel/2003-11.pdf).

Henig , *Eva-Maria, Fritz Krafft* : *Pockenimpfstoffe in Deutschland, in: Pharmazeutische Zeitung online, Ausgabe 38/1999* (http://www.pharmazeutische-zeitung.de/index.php?id=20794).

Hess, Bärbel-Jutta: Seuchengesetzgebung in den deutschen Staaten und im Kaiserreich vom ausgehenden 18. Jahrhundert bis zum Reichsseuchengesetz 1900, Diss. phil. Univ. Heidelberg, Masch.-Man., Heidelberg 2009, S. 93–98.

Höfler, Max: Deutsches Krankheitsnamen-Buch, München 1899, S. 404–405.

Hunter, J.: Observations tending to show that the wolf, jackal, and dog are all of the same species, in: Philos. Trans. R. Soc. Lond. 77(1787), S. 253–266.

Jenner, Edward: An Inquiry Into the Causes and Effects of the Variolæ Vaccinæ, Or Cow-Pox, London, 1798.

Klein, S., I. Schöneberg, G. Krause: Vom Zwang zur Pockenschutzimpfung zum Nationalen Impfplan – Die Entwicklung des Impfwesens vom Deutschen Kaiserreich bis heute, in: Bundesgesundheitsblatt 55(2012), S. 1512–1523 (Online-Publikation: http://edoc.rki.de/oa/articles/rezdaJCRKKbw/PDF/200xo3Lu4m8iA.pdf.

Kübler, Paul: Geschichte der Pocken und der Impfung. Berlin (= Bibliothek v. Coler) 1901, S. 99.

Letters *Of the Right Honourable Lady M–y W–y M–e: Written During her Travels in Europe, Asia and* Africa, *To Persons of Distinction, Men of Letters, etc. in different Parts of Europe. Which contain, Among other curious Relations, Accounts of the Policy and Manners of the Turks. Drawn from Sources that have been inaccessible to other Travellers,* Berlin *1790.*

Leven, Karl-Heinz: Geschichte der Infektionskrankheiten – Von der Antike bis ins 20. Jahrhundert, Landsberg 1997.

Maehle, Andreas-Holger: Inokulation in Deutschland im Zeitalter der Aufklärung, in: Münch, Ragnhild (Hg.): Pocken zwischen Alltag, Medizin und Politik, Begleitbuch zur Ausstellung. Berlin 1994, S. 42–51, hier 48–49.

Münch, Ragnhild (Hg.): Gesundheitswesen im 18. und 19. Jahrhundert. Das Berliner Beispiel, Berlin 1995.

Nabel, Gary J.: Designing Tomorrow's Vaccines, in: New England Journal of Medicine 369 (2013) 6, 7. Februar 2013, S. 551–560

Paytherus, Thomas: A Comparative Statement of Facts and Observations relative to the Cow-pox, published by Doctors Jenner and Woodville, London 1800.

Pistor, M.: Grundzüge einer Geschichte der Preussischen Medizinalverwaltung bis Ende 1907, Brauschweig 1909.

Plett, P. C.: Peter Plett und die übrigen Entdecker der Kuhpockenimpfung vor Edward Jenner. In: Sudhoffs Archiv, Zeitschrift für Wissenschaftsgeschichte, Band 90 (2006), S. 219–232.

Timoni, E.: An account, or history, of the procuring of the smallpox by incision or inoculation, as it has for some time been practised at Constantinople, in: *Philosophical Transactions of the Royal Society*, 1714–1716, vol. 29: pp. 72–82.

Wolff, Eberhard: Einschneidende Maßnahmen. Pockenschutzimpfung und traditionale Gesellschaft im Württemberg des frühen 19. Jahrhunderts. MedGG, Beiheft 10 (= Jahrbuch des Instituts für Geschichte der Medizin der Robert-Bosch-Stiftung), Stuttgart 1998.

Woodville, William: History of the Inoculation of the Smallpox in Great Britain, 2 Bd., London 1796.

Woodville, William: Reports of a Series of Inoculations for the Variolæ Vaccinæ or Cow-pox; with Remarks and Observations on this Disease considered as a Substitute for the Smallpox, London 1799.

Woodville, William: Observations on the cow-pox, London 1800.

Weiterführende Literatur

Bazin, Hervé: The eradication of smallpox – Edward Jenner and the first and only eradication of a human infectious disease, San Diego 2000.

Fisher, Richard B.: Edward Jenner (1749–1823), London 1991.

Giel, Franz Seraph: Die Schutzpocken-Impfung in Baiern: mit besonderer Beobachtung derselben in ausländischen Staaten, München 1830.

Jenner, Edward: Further Observations on the Variolæ Vaccinæ, or Cow-Pox, London 1799.

Jenner, Edward: A Continuation of Facts and Observations Relative to the Variolæ Vaccinæ, or Cow-Pox. London 1800.

Jenner, Edward: An inquiry into the causes and effects of the variolæ vaccinæ, a disease discovered in some of the western counties of England, particulary Gloucestershire, and known by the name of the cow pox, London 1800.

Lücke, Manfred H.: Edward Jenner (1749–1823), in: Klassiker der Medizin, hg. v. Dietrich v. Engelhardt u. Fritz Hartmann, Bd. 1, München 1991, S. 309–327.

Razzel, Peter: Edward Jenner's cowpox vaccine – The History of a medical myth, 2. Aufl., Sussex 1980.

Printed in the United States
By Bookmasters